中国医学临床百家

胡 兵 /著

消化道上皮下肿瘤
胡兵 2018 观点

科学技术文献出版社
SCIENTIFIC AND TECHNICAL DOCUMENTATION PRESS
·北京·

图书在版编目（CIP）数据

消化道上皮下肿瘤胡兵2018观点 / 胡兵著. —北京：科学技术文献出版社，2018. 1

ISBN 978-7-5189-3523-9

Ⅰ.①消⋯　Ⅱ.①胡⋯　Ⅲ.①消化系肿瘤—诊疗　Ⅳ.① R735

中国版本图书馆 CIP 数据核字（2017）第 264317 号

消化道上皮下肿瘤胡兵2018观点

策划编辑：巨娟梅　　责任编辑：巨娟梅　　责任校对：文　浩　　责任出版：张志平

出　版　者	科学技术文献出版社	
地　　　址	北京市复兴路15号　　邮编　100038	
编　务　部	(010) 58882938，58882087（传真）	
发　行　部	(010) 58882868，58882874（传真）	
邮　购　部	(010) 58882873	
官方网址	www.stdp.com.cn	
发　行　者	科学技术文献出版社发行　　全国各地新华书店经销	
印　刷　者	虎彩印艺股份有限公司	
版　　　次	2018 年 1 月第 1 版　　2018 年 1 月第 1 次印刷	
开　　　本	710×1000　1/16	
字　　　数	80千	
印　　　张	9	
书　　　号	ISBN 978-7-5189-3523-9	
定　　　价	128.00元	

序
Foreword

韩启德

　　欧洲文艺复兴后，以维萨利发表《人体构造》为标志，现代医学不断发展，特别是从 19 世纪末开始，随着科学技术成果大量应用于医学，现代医学发展日新月异，发生了根本性的变化。

　　在过去的一个世纪里，我国现代化进程加快，现代医学也急起直追。但由于启程晚，经济社会发展落后，在相当长的时期里，我国的现代医学远远落后于发达国家。记得 20 世纪 50 年代，我虽然生活在上海这个最发达的城市里，但是母亲做子宫切除术还要到全市最高级的医院才能完成；我患猩红热继发严重风湿性心包炎，只在最严重昏迷时用过一点青霉素。20世纪60—70年代，我从上海第一医学院毕业后到陕西农村基层工作，在很多时候还只能靠"一根针，一把草"治病。但是改革开放仅仅30多年，我国现代医学的发展水平已经接近发达国家。可以说，世界上所有先进的诊疗方法，中国的医生都能做，有的还做得更好。更为可喜的是，近年来我国医学界开始取得越来越多的原创性成果，在某些点上已经处于世界领先地位。中国医生已经不再盲从发达国家的疾病诊疗指南，而能根据我们自己的经验和发现，根据我国自己的实际情况制定临床标准和规范。我们越来越有自己的东西了。

要把我们"自己的东西"扩展开来，要获得越来越多"自己的东西"，就必须加强学术交流。我们一直非常重视与国外的学术交流，第一时间掌握国外学术动向，越来越多地参与国际学术会议，有了"自己的东西"也总是要在国外著名刊物去发表。但与此同时，我们更需要重视国内的学术交流，第一时间把自己的创新成果和可贵的经验传播给国内同行，不仅为加强学术互动，促进学术发展，更为学术成果的推广和应用，推动我国医学事业发展。

我国医学发展很不平衡，经济发达地区与落后地区之间差别巨大，先进医疗技术往往只有在大城市、大医院才能开展。在这种情况下，更需要采取有效方式，把现代医学的最新进展以及我国自己的研究成果和先进经验广泛传播开去。

基于以上考虑，科学技术文献出版社精心策划出版《中国医学临床百家》丛书。每本书涵盖一种或一类疾病，由该疾病领域领军专家撰写，重点介绍学术发展历史和最新研究进展，并提供具体临床实践指导。临床疾病上千种，丛书拟以每年百种以上规模持续出版，高时效性地整体展示我国临床研究和实践的最高水平，不能不说是一个重大和艰难的任务。

我浏览了丛书中已经完稿的几本书，感觉都写得很好，既全面阐述了有关疾病的基本知识及其来龙去脉，又介绍了疾病的最新进展，包括笔者本人及其团队的创新性观点和临床经验，学风严谨，内容深入浅出。相信每一本都保持这样质量的书定会受到医学界的欢迎，成为我国又一项成功的优秀出版工程。

《中国医学临床百家》丛书出版工程的启动，是我国现代医学百年进步的标志，也必将对我国临床医学发展起到积极的推动作用。衷心希望《中国医学临床百家》丛书的出版取得圆满成功！

　　是为序。

作者简介

Author introduction

　　胡兵，四川大学华西医院消化内科副主任，内镜中心主任，教授。中华医学会消化内镜分会常务委员，国家消化内镜质量控制专家组委员，四川省消化内镜学会主任委员，中华医学会消化内镜学会 ERCP 学组委员，消化道早癌协作组副组长，中华医学会消化学会微创介入协作组、食管协作组委员及其他多个医学组织成员。2015 年荣获"四川省有突出贡献的优秀专家"称号。

　　专业方向为消化内镜微创治疗，处于国内外一流水平。应邀在国内各大医院进行手术演示共计 200 余次。多次在全国各类消化疾病学术大会做专题报告，并在欧美、印度等国际会议上进行操作演示。在国内亲自带教多名慕名前来学习的欧美内镜学者。曾应美国胃肠病协会（ACG）邀请作为内镜黏膜下剥离术（ESD）手把手培训教师至美国西南医学中心进行专题演讲。

主编、副主编教材2部，参编教材8部。担任《Endoscopic Ultrasound》《Video GIE》等多本杂志编委。近5年发表学术文章50余篇，其中SCI 25篇；作为首席专家牵头承担2017年国家重点研发项目，承担国家自然科学基金面上项目2项，省部级重点项目5项。

前 言
Preface

　　近十年来，随着科学技术的发展、内镜设备的更新和完善，临床诊治疾病的水平有了明显的提高。我们国家是人口大国，随着大众健康意识不断提高和内镜检查的普及，消化道上皮下肿瘤（SET）越来越多地被发现。绝大部分患者无特殊临床表现，常于体检、因其他疾病检查或术中偶然被发现；少部分患者 SET 由于瘤体较大，表面出现溃疡糜烂出血而就诊被发现。

　　SET 包括胃肠间质瘤、平滑肌瘤、神经内分泌肿瘤、脂肪瘤、异位胰腺、神经鞘瘤等，是一组来源于黏膜上皮层下方各种病变的统称。它们在内镜下共同的特点是形态相似，表现为隆起型病变，表面覆盖正常黏膜。SET 仅靠内镜下表现难以辨认，表面组织活检也难有诊断价值。随着超声内镜（EUS）、CT 等检查及病理学检测的深入，众多掩埋在黏膜下的肿瘤不断被识别并诊断出来。

　　SET 可以发生在消化道的任何部位，好发部位也不尽相同。其大小、数量、性质均因人而异，治疗方式也各不相同。部分 EST 的诊断与治疗缺乏指南和共识，争议较大。

　　本书针对 SET 特别是胃肠道间质瘤、食管平滑肌瘤等就其流行病学、发病机制、临床特征及诊断与治疗进行了较为详尽的阐述与分析。由于笔者水平有限，很多看法仅限于个人观点且有失偏颇，错误在所难免，还望各位同仁不吝指正！

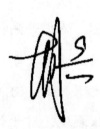

目　录
Contents

消化道上皮下肿瘤的流行病学及发病机制

1. 消化道上皮下肿瘤概念的变迁

消化道是食物从口腔至肛门的管道，可分为口、咽、食管、胃、十二指肠、空肠、回肠、结肠和直肠。临床上常把口腔至十二指肠 Treitz 韧带以上称为上消化道，Treitz 韧带以下至回盲瓣称为中消化道，回盲部至肛门称为下消化道。除口腔外，消化道管壁一般分为四层，即黏膜层、黏膜下层、肌层和外膜。黏膜层又进一步分为上皮层、固有层和黏膜肌层。食管和直肠下段外膜是纤维膜，其余消化道管壁最外层是浆膜。消化道上皮下肿瘤（gastrointestinal subepithelial tumors，GI-SET）是指一类起源于消化道黏膜上皮层以下的非上皮性间叶组织肿瘤的统称（图 1），可起源于黏膜肌层、黏膜下层和肌层。以往较多使用消化道黏膜下肿瘤（gastrointestinal submucosal tumors，GI-SMT）这一称谓，因有的病变起源于黏膜肌层，而非黏膜下层，使用上皮下更为确切，现已有逐渐弃用"黏膜下肿瘤"的趋势。

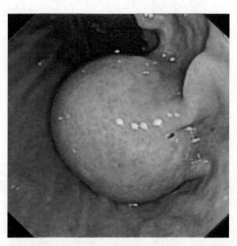

图1　胃镜检查发现胃底一隆起性病变，表面光滑，考虑消化道上皮下肿瘤

目前仍有较多临床医师习惯称之为 GI-SMT，其实指的就是 GI-SET。也有学者习惯使用消化道上皮下病变，因为有的黏膜下病变并不属于真正的肿瘤，比如炎性肉芽肿、异位胰腺等。常见的 GI-SET 有平滑肌瘤、胃肠道间质瘤（GIST）、胃肠道神经内分泌肿瘤（GI-NEN）、脂肪瘤、纤维瘤等，在整个消化道均可发生。由此可以看出，SET 是一大类不同肿瘤的统称，而不是某一种疾病，目前对于这一类肿瘤的定义较为混乱。本书主要对常见的 GI-SET 尤其是 GIST 作系统性阐述，全书对 GI-SET 使用 SET 的简称。

（牟　一　整理）

2. 常见消化道上皮下肿瘤的流行病学——近年发病率呈上升趋势

随着诊断技术（尤其是胃肠镜和超声内镜诊断水平）和诊断意识的不断提高，近年来 SET 的检出率逐年上升，发病率在 0.3% ～ 1.0%。大部分患者无特殊临床表现，常于体检、因其他疾病检查或术中偶然被发现。

SET 在整个消化道各个部位的发生率不同，且各种 SET 的好发部位也不尽相同。食管和贲门以平滑肌瘤多见，胃底以 GIST 多见，胃体则以 GIST 和平滑肌瘤为主，胃窦多为异位胰腺。十二指肠上皮下肿瘤发生率较低，病理分类多样，主要包括 Brunner 腺瘤、异位胰腺、神经内分泌肿瘤（NEN）、脂肪瘤、GIST 及囊肿等，尤以前两种多见。在结直肠中，NEN 为最常见的 SET，且多发生于下段直肠。结肠中脂肪瘤发生率较高，平滑肌瘤、GIST、颗粒细胞瘤发生率较低。常见的 SET 中，平滑肌瘤、脂肪瘤、异位胰腺为良性病变，而 NEN、GIST、颗粒细胞瘤等则可有恶性倾向，发现后需进一步诊治。因此，了解不同部位好发的 SET 性质显得尤为重要。

3. 胃肠道间质瘤——最常见的胃肠道间叶源性肿瘤

GIST 生物学行为极为特殊，对其治疗方案目前尚有颇多争议，本书将着重介绍。GIST 主要起源于胃肠道间质干细胞（Cajal

细胞），由未分化、多能的梭形或上皮样细胞组成，其发病多与原癌基因 *c-kit* 或血小板源性生长因子受体 α 多肽（*PDGFRA*）突变密切相关。GIST 是最常见的胃肠道间叶源性肿瘤，占所有消化道肿瘤的 2%，发病率为 0.001% ～ 0.002%。GIST 所占的比例约为所有软组织肉瘤的 1/5，这也使 GIST 成为肉瘤最常见的一种类型。GIST 全球发病率不详，在美国每年约有 4000 例新发病例，我国尚缺乏相关流行病学调查数据。据报道大量的小 GIST 在尸体解剖时被意外发现，由此推测 GIST 总体发病率或许更高。GIST 可发生于任何年龄段，但超过 75% 的病例年龄超过 50 岁，男女发病率无差异，儿童和年轻人少见。2004—2013 年于我院（四川大学华西医院）内镜中心行胃镜检查的患者共 28 1942 例次，考虑诊断为黏膜下来源病变共 3517 例，构成比为 1.25%，其中 1727 例行超声内镜检查考虑诊断为胃间质瘤，所占比例为 0.61%（1727 例 /281 942 例）。男女发病率相当，多数患者年龄大于 50 岁。GIST 可发生于消化道的任何部位，以胃和近端小肠发病率多见，也可发生于消化道外，如子宫、肠系膜、腹膜后组织、肝脏等处。50% ～ 70% 的 GIST 发生于胃，20% ～ 30% 发生于小肠，10% 发生于大肠，3% ～ 5% 发生于十二指肠，1% ～ 2% 发生于食管。绝大部分 GIST 呈散发性，5% ～ 10% 的 GIST 患者表现为常染色体显性遗传综合征，如神经纤维瘤病 1 型（NF-1）、Carney-Stratakis 综合征和原发性家族性 GIST 综合征，其中最常见的是琥珀酸盐脱氢酶（SDH）缺乏综合征。

GIST 生物学特性不一，故临床表现多样，但大多无特异性，常于外科手术中被偶然发现，或因其他原因行胃肠镜检查或腹部 CT 时被发现。文献报道其临床表现多样：以腹部不适常见，其次是早饱、恶心、疲乏等，主要与肿瘤大小、发生部位、腔内或腔外生长等有关。笔者认为，这些缺乏特异性的消化道表现是否真与 GIST 有关值得进一步研究。胃肠道腔内生长型 GIST，当肿瘤体积较大并伴有溃疡形成或肿瘤破溃时可导致消化道出血（图 2），部分患者表现为黑便、呕血、便血等消化道出血症状。一些特殊部位的 GIST 可能压迫消化道出现相应症状，如食管 GIST 可能有吞咽困难或胸骨后不适，幽门或十二指肠 GIST 可引起胃排空障碍甚至上消化道梗阻，十二指肠乳头 GIST 可引起梗阻性黄疸或堵塞乳头开口导致急性胰腺炎。腹腔内 GIST 可因其破裂出血引起急腹症而就诊。

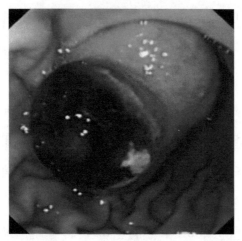

图 2　胃镜检查发现胃体下段前壁包块，表面光滑，顶端可见溃疡形成，表面覆盖暗红色血痂，术后病理证实为间质瘤

4. 认识胃肠道间质瘤：从平滑肌瘤到胃肠道间质瘤是诊断上的进步

在过去的 70 多年里，医学界对 GIST 的认识发生了革命性的变化。1941 年，Golden 等首次报道了起源于小肠的间质肿瘤，错误地推测其来源于平滑肌细胞，并将这一类肿瘤分为平滑肌瘤和平滑肌肉瘤。20 世纪 60 年代末期，随着电子显微镜的发展，人们发现这一类肿瘤几乎不含平滑肌细胞分化成分，并且在 20 世纪 80 年代发展起来的免疫组化也证实了这一点。Mazur 等将这一类间叶源性病变称为间质瘤。1984 年，Herrera 等发现这些肿瘤免疫组化中 S100 蛋白阳性，电子显微镜下有分化的施万细胞和神经轴突，故被命名为胃肠道自主神经肿瘤。CD34 阳性被认为是 GIST 的又一标志。然而，仅有 60% ～ 70% 的 GIST 表达 CD34，因为其他大量梭形细胞肿瘤（包括平滑肌瘤和神经细胞肿瘤）也表达 CD34。1998 年 Hirota 团队发现了大部分 GIST 有 *c-kit* 基因的功能获得性突变，可导致 *c-kit* 信号酶持续活化而最终导致肿瘤增殖，发生率约 75%。另外，他们还证实了 GIST 常常表达 CD117，这一发现极大地推动了关于 GIST 的基础和临床研究，可以说是对 GIST 具有里程碑式的意义；这一发现也改变了我们在病理学上对 GIST 的认识。2003 年，Heinrich 等又发现在没有 *c-kit* 基因突变的 GIST 患者中，有 1/3 的患者有 *PDGFRA* 的突变，二者突变不重叠。2001 年，美国国立研究院（NIH）GIST 小组将 GIST 定义为"通常表达 CD117，且有 *c-kit* 或 *PDGFRA* 基因突变的胃肠道间叶源性肿瘤，病理学特征主要有梭形细胞、上皮样细胞和较少多形性细胞"。

世界卫生组织（WHO）将 GIST 列为单独的一大类肿瘤，划分为软骨 / 骨瘤一类。总体生物学行为细分为良性、恶性潜能未定和恶性 3 类。2014 年 WHO 再次提出 DOG1 是诊断 GIST 的一个高敏感性和特异性的免疫组化标志物。新版 WHO 及美国国家综合癌症网络（NCCN）软组织肿瘤诊疗指南都强调了野生型 GIST 检测琥珀酰脱氢酶 B（succinate dehydrogenase B，SDHB）的重要性。2013 年版的《中国 GIST 诊断治疗专家共识》指出："GIST 是胃肠道常见间叶源性肿瘤，在生物学行为和临床表现上可从良性至恶性，免疫组织化学检查常表达 CD117，显示 Cajal 细胞分化，多数病例有 *c-kit* 或 *PDGFRA* 基因活化突变"。

由此可以看出，以往诊断为平滑肌瘤、平滑肌肉瘤的肿瘤，大部分实则为 GIST。

（牟 一 整理）

5. 胃肠道间质瘤形成主要与 *c-kit*、*PDGFRA* 基因突变相关

c-kit 和 *PDGFRA* 基因功能获得性突变是 GIST 发生的重要机制，占 GIST 病例的 85% ～ 95%。*c-kit* 基因位于人染色体 4q12 ～ 13，是分子量为 14 000 的跨膜Ⅲ型酪氨酸激酶受体家族，胞外结构域命名为 CD117。CD117 配体为干细胞因子（stem cell factor，SCF），CD117 与配体 SCF 结合后，可使酪氨酸激酶磷酸化，从而调节细胞的生长。正常情况下 *c-kit* 处于功能抑制状态，而当 GIST 细胞中 *c-kit* 基因发生功能获得性突变，使得 *c-kit* 可以在没有配体的情况下，仍可导致酪氨酸激酶持续性激活，使细胞失控性增生，导致肿瘤形成。大约 85% 的 GIST 患者肿瘤细胞中存在 *c-kit* 基因突变，常见的突变位点按发生率依次为外显子 11、9、13、17。11 号外显子突变率约 60%，常发生于第 550 ～ 560 密码子和第 570 ～ 580 密码子。突变类型包括缺失突变、点突变和重复突变，主要编码细胞内近膜结构域，抑制酪氨酸激酶受体的二聚化。外显子 9 常与小肠间质瘤和侵袭性生物行为有关。

PDGFRA 全称是血小板源性生长因子受体 α 多肽（platelet derived growth factor receptor alpha），由 Heinrich 等于 2003 年在 *c-kit* 突变阴性的 GIST 肿瘤细胞中首次发现，编码血小板衍生生长因子受体，也属于酪氨酸蛋白激酶受体超家族成员。*PDGFRA* 与 *c-kit* 基因同位于人 4 号染色体的相邻位置上，二者突变排斥，即不同时发生。*PDGFRA* 的信号通路与 *c-kit* 相似，包含 23 个外显子，突变导致非配体依赖性的二聚体形成及下游信号的激活，使得细胞无序失控生长，最终形成肿瘤。在 GIST 中 *PDGFRA* 突变按照发生率依次为外显子 18、12 和 14。最常见的突变是点突变 D843V，约 62%；最常见的移码突变是 DIMH842 ～ 845 和 IMHD843 ～ 846。超过 95% 的有 *PDGFRA* 突变的 GIST 发生于

胃、肠系膜或者网膜，绝大部分表现为上皮细胞型，少数表现为混合型。

（牟 一 整理）

6. 野生型胃肠道间质瘤的发病机制日益受到重视

临床上将 *c-kit* 或 *PDGFRA* 突变阴性的 GIST 统称为野生型 GIST，随着各项技术的进步，对野生型 GIST 的研究也越来越深入。SDH 缺陷型 GIST 约占野生型 GIST 的 80%。SDH 又称复合物 II，是经典的抑癌基因，与多种肿瘤发生相关，目前尚没有 SDH 缺陷直接导致 GIST 的足够证据。就发病机制而言，目前较为公认的有缺氧诱导因子（HIF）蛋白的异常活化和活性氧自由基（ROS）产物堆积的"假缺氧机制"；也有较多研究指出甲基化异常在 SDH 缺陷型 GIST 发生发展中起重要作用。众所周知，GIST 周围淋巴结转移率低，外科手术切除时常常不需要行淋巴结清除；然而 SDH 缺陷型 GIST 的血管、淋巴结转移率可达 10%，即使完整切除（R0 切除），术后复发率也较高。大部分婴幼儿 GIST 患者基因型为 SDH 缺陷型，但 SDH 缺陷型 GIST 好发于青年。

Carney-Stratakis 综合征是由于 SDH 的 B、C 或 D 亚单位突变导致 GIST 和副神经节瘤。其他的野生型 GIST 还有：①神经纤维瘤病 I 型（NF1）相关性 GIST，好发于小肠，缺乏 *c-kit* 和 *PDGFRA* 突变；② *BRAF* 突变型 GIST，这种突变也常见于黑色素瘤和甲状腺乳头状癌，在新近发现的野生型 GIST 中发生率为 12% ～ 13%。

（牟 一 整理）

7. 神经内分泌肿瘤的流行病学及临床特征

NEN 是一种起源于肽能神经元和神经内分泌细胞的上皮性异质性肿瘤，最常见部位为消化道（67%），还可见于肺及支气管（25%）、卵巢、睾丸等处。除 GI-NEN 外，尚存在多种胰腺 NEN（P-NEN）。P-NEN 根据肿瘤是否表现出某种临床症状或综合征而分为无功能性 P-NEN 和功能性 P-NEN，后者包括胰岛素瘤、胃泌素瘤、胰高血糖素瘤、血管活性肠肽瘤（VIP 瘤）、生长抑素瘤等，部分功能性肿瘤还可见于管状消化道。此处主要集中介绍 GI-NEN 相关内容。

GI-NEN 较为罕见，总体发病率约为 0.035%，年发病率为 0.0025% ～ 0.005%，因部分 NEN 无任何症状，真实的发病率可能更高。所有 NEN 患者在诊断时的中位年龄为 63 岁，男女发病率差异不大。GI-NEN 可出现在消化道任何部位，约 45% 见于小肠（其中更常见于回肠），20% 见于直肠，16% 见于阑尾，11%见于结肠，7% 见于胃，食管极少见。近年来，随着结肠镜筛查的普及，部分机构报道的直肠 NEN 甚至超过小肠 NEN。不同地区 NEN 分布也可能不同，如亚太地区结直肠 NEN 比欧洲更常见，而欧洲常见的是胃 NEN 和回肠 NEN。不同部位的 GI-NEN

临床特征有所不同，以下分别阐述。

（1）食管神经内分泌肿瘤：食管 NEN 的男女比例约 3.3 : 1，多见于食管下段，可与 Barrett 食管所继发的腺癌同时发生，最常见症状为吞咽困难。

（2）胃神经内分泌肿瘤：胃 NEN（G-NEN）可根据胃泌素水平及胃酸的分泌情况分为三种类型：Ⅰ型，血清胃泌素水平高而胃酸缺乏，占 70% ～ 80%，多见于老年女性，常与贲门胃底区域萎缩性胃炎及恶性贫血相关，目前认为是由胃窦细胞反应性增生及胃泌素增加持续刺激胃底贲门区域的肠嗜铬样细胞所致。内镜下肿瘤为多发性小于 1cm 的病变，呈息肉样病变伴中央小溃疡，病变常局限于黏膜层或黏膜下层。临床常为惰性病程，转移罕见，生存率高。Ⅱ型，血清胃泌素水平明显升高且胃酸高，占 5% ～ 6%，多见于成年人，无明显性别差异，常与 MEN-Ⅰ、卓 - 艾综合征及肥厚性胃病相关，发病机制可能与 Ⅰ 型类似。内镜下肿瘤亦为多发性小病变，病变局限于黏膜层和黏膜下层。虽然少数病变可转移至局部淋巴结，但生存率高，肿瘤相关死亡罕见。Ⅲ型，血清胃泌素及胃酸水平均正常，约占 14%，多见于 60 岁左右男性，又称散发型肿瘤，通常含多种内分泌细胞并可表现为非典型类癌综合征（见后文）。内镜下常表现为单个病变，病变多大于 2cm。肿瘤可浸润胃壁全层，转移率超过 50%，死亡率较高。

（3）十二指肠神经内分泌肿瘤：十二指肠 NEN 的发病年龄为 48 ～ 62 岁，男性较女性多见，大多位于球部及降段。多数患者因肿瘤长大而出现症状（如肠梗阻、黄疸、腹痛、消化道出血、恶心及呕吐等），仅少数因肿瘤细胞分泌相应激素而出现相应症状 [10% 为卓 - 艾综合征，4% 为类癌综合征（见下文），极少数可为库欣综合征或肢端肥大症等]。患者总的 5 年生存率约 84%，但具体的生存率还与组织病理类型、病情严重度、是否存在激素综合征及遗传背景相关。

（4）空肠和回肠神经内分泌肿瘤：空肠和回肠 NEN 一般会延误 4 ～ 5 年才得以明确诊断，多数患者确诊时年龄为 55 ～ 63 岁。约 74% 的小肠 NEN 为单发病变，6% 为多发病变，有研究显示多发病变均由单个病变转移而致。最常见症状为长期非特异性腹痛（16% ～ 41%）和间歇性肠梗阻（24% ～ 41%），其他症状包括腹泻、消化道出血及体重下降（4% ～ 30%），还有部分患者可表现为类癌综合征（5% ～ 18%）。有研究显示，小肠 NEN 总的 5 年生存率约 63%，仅有局部病变者为 84%，存在局部转移者为 72%，存在远处转移者为 43%。也有研究显示，存在肝转移的小肠 NEN 患者在积极治疗后 5 年生存率可达 69%。预后差的临床因素为女性、出现类癌综合征及存在远处转移，组织病理学因素为病变持续长大和 Ki67 > 1%。

（5）阑尾神经内分泌肿瘤：阑尾 NEN（阑尾类癌）的男女发病比例为 1：2，这可能与男女接受阑尾切除术比例为 1：2 相关。阑尾 NEN 可分为嗜铬细胞性（典型阑尾类癌肿瘤）及杯状细胞性。嗜铬细胞性 NEN 多位于阑尾远端 1/3，病变多小于

1cm，很少超过 2cm，故几乎均无症状，常在因阑尾炎或其他原因切除阑尾后被发现。这类肿瘤很少出现转移，其总的 10 年生存率超过 98%，早期发现及切除预后好。杯状细胞性阑尾 NEN 可分为组织学特点及恶性度各异的不同亚型，部分亚型侵袭性高，可类似于消化道腺癌。不同亚型的杯状细胞性阑尾类癌总的 5 年生存率为 42%，而多数恶性度高的亚型 3 年生存率仅为 17%。

（6）结肠神经内分泌肿瘤：结肠 NEN 平均年龄为 65 岁，多见于女性。肿瘤多见于右半结肠，且病变较其他部位的 NEN 体积更大（平均直径约 5cm）。结肠 NEN 多在肿瘤长到很大或进展期时才出现症状，在局部症状明显之前常表现为腹部不适、厌食及体重下降等，进展期病变可出现腹痛或结肠梗阻。约 1/3 患者存在远处转移，总的 5 年生存率为 42%。

（7）直肠神经内分泌肿瘤（图 3）：直肠 NEN 诊断时患者年龄大多在 48 ～ 52 岁，男女发病比例相同。约 50% 的患者无任何症状，有症状者可表现为体重下降、便秘、腹泻、排便习惯改变等，晚期还可出现直肠周围疼痛。直肠 NEN 一般分为小于 1cm 的孤立性病变（更多见）和容易发生转移的大病变。直肠 NEN 总的转移率为 4% ～ 18%，小于 1cm 的病变几乎不发生转移，大于 2cm 的病变转移率高达 60% ～ 80%。仅有孤立性病变者 5 年生存率为 87%，存在局部转移者为 41%，存在远处转移者为 25%。

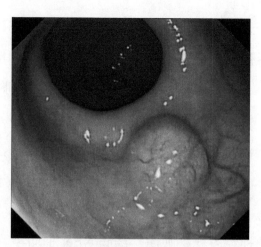

图3 直肠神经内分泌肿瘤

（8）类癌综合征：在肿瘤出现肝脏转移且肝脏分解 5- 羟色胺等生物活性物质的能力下降时，相关物质将大量进入血液循环而导致类癌综合征发生。典型的类癌综合征并不常见，仅 10% ～ 15% 的类癌肿瘤患者可出现，表现为阵发性皮肤潮红、腹泻、支气管痉挛及右心功能衰竭。而非典型类癌综合征多仅表现为皮肤潮红，为樱桃红色，边界清楚，呈斑片状或匐行状，极其瘙痒，很少出现腹泻或心脏病变等。此外，手术或麻醉时还可出现类癌危象，表现为皮肤潮红时间延长、高血压或低血压、快速型心律失常、高糖血症及难治性支气管痉挛；手术或有创操作前应用生长抑素类似物如奥曲肽有助于预防类癌危象。

23% ～ 65% 典型类癌综合征的患者在起病时即有皮肤潮红，另有 63% ～ 78% 的患者在病程中会出现皮肤潮红。皮肤潮红常见于回肠或空肠类癌，但也可出现在胃和十二指肠类癌。空肠或回肠类癌典型的皮肤潮红与肿瘤细胞分泌 5- 羟色胺、缓激肽及速激肽相关；多为自发性发作，也可因情绪激动、饮酒、进食（奶酪或辛辣食物）、排便、运动、肝脏触诊和麻醉等诱发；主要出现在上半身，面部和颈部最常见，常伴轻度烧灼感，有时也可出现流泪、瘙痒、心悸、腹泻、皮肤及结缔组织水肿；在病程早期大多仅持续 2 ～ 5 分钟，晚期可延长至数小时。胃类癌患者的潮红与嗜铬细胞释放的组胺相关，常由进食诱发，多位于颈面部，呈斑片状或匍行状，瘙痒明显。

32% ～ 73% 典型类癌综合征的患者在起病时即有腹泻，另有 67% ～ 84% 的患者在病程中会出现腹泻。腹泻通常由起源于中肠的类癌分泌的 5- 羟色胺所致，部分还与肿瘤细胞分泌的降钙素和前列腺素类相关；腹泻常和皮肤潮红同时出现，也可伴发腹痛，或仅表现为腹泻；腹泻一般是每日解水样便 2 ～ 20 次，约 60% 的患者大便量小于 1L/d，还有 60% 的患者可表现为脂肪泻。

约 50% 典型类癌综合征的患者会出现心脏相关病变。类癌综合征的其他临床表现包括喘息或哮喘样症状（3% ～ 18%）、糙皮病样皮损（角化过度及色素沉着，2% ～ 5%）及罕见的类风湿关节炎、精神障碍及视力改变。视力异常多于皮肤潮红发作时出现，可能与血管痉挛相关。除心脏纤维化改变外，还有腹膜后纤维化所致的尿路梗阻、阴茎硬结病、肠系膜动静脉闭塞等报道。

（叶连松　整理）

8. 神经内分泌肿瘤的发病机制尚未明确

迄今为止，神经内分泌肿瘤的发病机制尚未明确。与结肠腺癌、胰腺癌等非内分泌肿瘤不同，常见的致癌基因（如 *ras*）及抑癌基因（如 *p53*）的突变在神经内分泌肿瘤中并不常见。近年来有研究证实，*MEN-1* 基因、*p16/MTS1* 抑癌基因及 *DPC4/Smad* 基因的突变，*HER2/neu* 原癌基因的增强，生长因子（如内皮生长因子、肝细胞生长因子、血小板衍生生长因子等）及其受体的过度表达，染色体 1/3p 上未知的抑癌基因的缺失在神经内分泌肿瘤的发病上可能均有重要的作用。相关研究显示，位于 11q13 的抑癌基因（*Menin* 基因）发生突变后，其编码的 menin 蛋白失去功能，进而引起细胞增殖失控，多数表现为多发性内分泌腺瘤病 1 型（MEN-1），少数还可表现为散发性胃十二指肠 NEN 及散发性胰腺内分泌肿瘤。也有研究发现小肠 NEN 存在 18 号染色体基因片段的缺失。还有研究显示，NEN 患者存在肿瘤相关基因如 *NAP1L1*、*MAGE D2*、*MTA1* 的过度表达，目前认为其与肿瘤的恶性潜能及转移倾向密切相关。胰腺内分泌肿瘤及类癌经常还可见到染色体缺失（尤其是 1p、3p、3q、6q、9q、12q 的缺失）及染色体增加（尤其是 7q、17q、17p、20q 的增加），不过两者的染色体改变存在明显的不同，这说明两者的分子学发病机制有所不同。然而，这些不同研究中提到的不同基因改变是否与疾病的预后相关或能否给疾病治疗提供新的靶点目前尚不明确。

（叶连松　整理）

消化道上皮下肿瘤的诊断方法

9. 内镜是发现和诊断消化道上皮下肿瘤的重要手段

绝大多数的 SET 没有特异性的临床表现，常在内镜检查或因其他原因行影像学检查时被意外发现。因此，内镜对发现并诊断 SET 起着重要作用。内镜下 SET 发现率为 0.36% ～ 0.76%，近年来诊断率的提高有赖于内镜技术的普及和内镜医师诊断意识的提高。初次内镜检查时，就可以提供病变非常丰富的信息，包括病变的大小、形状、颜色、活动度、硬度、搏动性、表面黏膜情况等。一般而言，SET 都有正常的表面黏膜，当肿瘤体积不断增大时，表面可有溃疡形成或充血红斑。另外，有些征象可以通过活检钳触碰上皮下病变来帮助进行鉴别，包括是否可滑动、"黏膜桥""裸脂征""枕垫征"等。

食管平滑肌瘤是食管最常见的良性肿瘤，胃镜是目前发现食管平滑肌瘤最有效的检查方法（图 4）。食管平滑肌瘤胃镜下表现为半球状、条状或扁平黏膜隆起，也可有哑铃状或不规则的隆起，绝大部分表面黏膜光滑，与周围黏膜无差异；少部分表面可有充血糜烂，瘤体较大时甚至有溃疡形成。SET 在内镜下表现常常类似，包括间质瘤、脂肪瘤，甚至腔外压迫等。

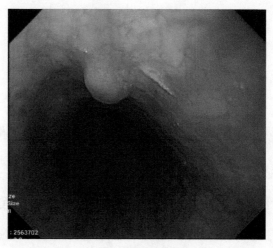

图 4　食管平滑肌瘤

NEN 泛指所有起源于肽能神经元和神经内分泌细胞的肿瘤，是从表现为惰性、缓慢生长的低度恶性到高转移性等明显恶性的一系列异质性肿瘤。GI-NEN 占 NEN 近 70%。近年来，内镜检查的普及和诊断意识的提高是 GI-NEN 发病率升高的主要原因之一。GI-NEN 在内镜下表现形式多样，无特异性表现，可有胃多发的不规则浅溃疡，也可是胃多发息肉样隆起。十二指肠球部 NEN 常表现为表面光滑的黏膜隆起，有时隆起物顶端有糜烂或溃疡形成。直肠 NEN 是 GI-NEN 最高发的部位，常表现为黏膜下隆起，表面光滑或顶端凹陷糜烂，也有表现为广基或亚蒂息肉样改变。总之，内镜下 GI-NEN 与其他黏膜下肿瘤，如脂肪瘤、平滑肌瘤、GIST 等难以区分，尚需超声内镜进一步鉴别。

典型的脂肪瘤在内镜下常表现为半球形黏膜下隆起，表面呈黄色，用活检钳触之中央可有凹陷，即"枕垫征"阳性；用活检钳在隆起处某一部位反复活检，若露出黄色脂肪，则考虑"裸脂征"。对典型的脂肪瘤普通胃肠镜不难诊断，但部分脂肪瘤常常表现无特异性，需做超声内镜进一步与其他 SET 进行鉴别。

异位胰腺是先天发育过程中遗留在胰腺之外的胰腺组织，常见于消化道管壁，最常见于胃窦大弯近幽门处。内镜下表现为光滑的黏膜隆起，中央有开口或脐样凹陷，有时开口伴有液体流出。

胃肠镜检查是发现并诊断胃间质瘤最重要的手段之一（图5）。适用于向胃肠腔内生长的内生型肿瘤，可见半球形或球形黏膜隆起，表面常光滑，质地稍硬，色多正常，病变较小时，活检钳触之可滑动，病变较大时，活检钳一般不能推动瘤体。当瘤体过大时，常由于供血不足导致溃疡形成，此时可见肿瘤表面典型的溃疡，可有白苔附着，部分有出血，这也是 GIST 引起消化道出血最常见的原因。腔外生长型 GIST 内镜检查时常无阳性发现，若肿瘤对消化道腔内有压迫时可发现，此时需进一步完善超声内镜检查或腹部 CT、MRI 等。胃底及贲门是 GIST 高发部位，当胃镜检查发现此部位的黏膜下肿瘤时，首先考虑到 GIST 的可能。

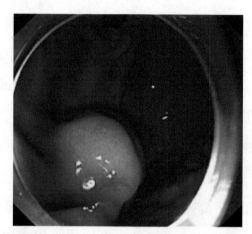

图 5 胃镜检查发现胃底约 2.0cm 隆起性病变，表面光滑，术后病理证实为胃间质瘤

（牟 一 整理）

10. 超声内镜是鉴别消化道上皮下肿瘤的有力工具

近年来超声内镜（endoscopic ultrasonography，EUS）在 SET 的诊断和治疗方面发挥着不可替代的作用，所以正确认识超声内镜对诊治 SET 是非常有必要的。超声内镜，顾名思义是具有超声功能的内镜，既能观察消化道腔内形态，又能进行实时超声扫描，获得消化管壁结构及邻近脏器的超声图像。随着超声内镜技术的发展，除了获得病变超声图像，还能在超声引导下进行穿刺活检、细胞学检查（EUS-guided fine needle aspiration，EUS-FNA）、对目标病变进行注射治疗（Endoscopic ultrasound guided fine needle injection，EUS-FNI）等。超声内镜主要分为线扫和环扫两种。线阵型超声内镜能够提供 100° 到 180° 扇形扫描图像，可进行彩色多普勒查看组织内部血流情况，也可进行 EUS-FNA 或介入治疗。环扫型超声内镜可进行 360° 扫描，可获得

如同 CT 图像的消化道管壁及周围脏器的切面环周影像。不论是平滑肌瘤、胃肠间质瘤或是脂肪瘤、纤维瘤，内镜下表现大多无特异性，单纯依靠内镜诊断十分困难。来源于黏膜上皮层以下的肿瘤，常规活检只能取到病变表面的正常黏膜，难以取到肿瘤组织。超声内镜可以测量病变大小，清晰显示病变起源层次、内部回声结构、病变边界、病变与周围脏器的关系等，是鉴别诊断 SET 的有力工具。超声内镜显示的消化道管壁结构一般分为 5 层，第一层至第五层常记为高、低、高、低、高，即薄的高回声、低回声层、高回声层，较厚的低回声层、高回声层；依次为浅表黏膜层、黏膜肌层、黏膜下层、固有肌层、浆膜或外膜。

消化道 SET 种类繁多，包括 GIST、平滑肌瘤、平滑肌肉瘤、脂肪瘤、GI-NEN、颗粒状细胞瘤、囊肿等（图 6 ～图 8）。有的 SET 属于恶性或潜在恶性，正确鉴别非肿瘤性病变和肿瘤性病变，尤其是鉴别 GIST 和其他间叶细胞肿瘤（主要是平滑肌瘤和施万细胞瘤），对 SET 的诊治至关重要。

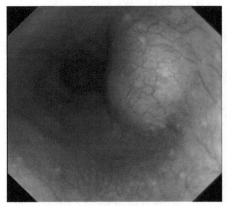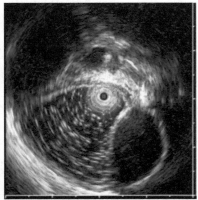

图 6　食管平滑肌瘤内镜（左）和超声（右）图像

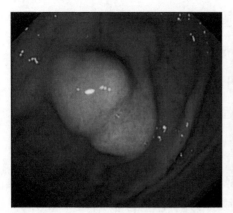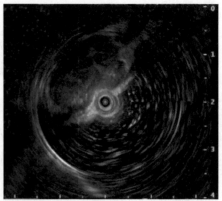

图 7　胃间质瘤内镜（左）和超声（右）图像

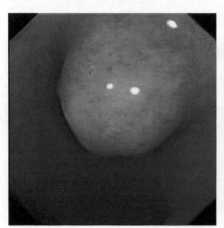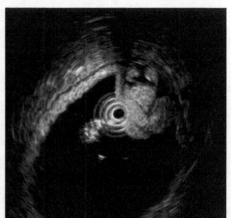

图 8　十二指肠腺瘤内镜（左）和超声（右）图像

　　当发现一个黏膜下隆起时，首先要鉴别是消化道以外的脏器外压还是黏膜下病变。引起外压的原因可以是正常的脏器也可以是病理性的病变。在食管，主动脉弓和左心房压迫食管壁时内镜下可表现为"黏膜下肿瘤"，肿大的淋巴结或肿瘤（尤其是肺癌）是引起食管外压常见的病理性原因；在胃部，肝脏左叶和脾脏外压是最常见的，胰腺假性囊肿或肿瘤是常见的病理性原因；在直肠，最常引起外压的脏器就是前列腺和子宫。当考虑可能是外压时，可以通过改变消化管腔内的气体、改变体位和不同观察角度来初步判断。如消化道腔内充足气体后黏膜隆起变得平坦，而内镜吸气后隆起明显，则考虑外压可能性大；如病变外形与腔内空气量变化无关，则外压的可能性小。黏膜桥是由于黏膜下病变的牵拉作用形成的黏膜皱襞，是黏膜下病变特有的标志（图9），如果在一个隆起性病变基底部发现黏膜桥改变，该病变则可以考虑为黏膜下来源，外压性病变一般不会形成黏膜桥。

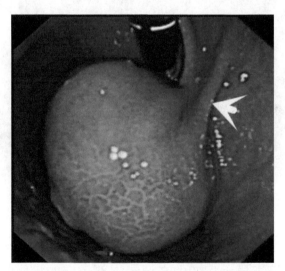

图9　胃镜检查发现胃底隆起性病变，病变基底部可见条形黏膜皱襞，此为黏膜桥，是黏膜下病变特有的标志

　　超声内镜在鉴别脏器外压和黏膜下病变的作用已得到业内肯定。如果是黏膜下病变，超声内镜则能够明确肿瘤大小、层次、形状而做出诊断。超声内镜可判断隆起处病变的回声，回声是否

均匀、低回声还是高回声或者无回声。但是，超声内镜检查的结果受多种因素影响。超声内镜虽然能够相对客观地测量瘤体的大小，但是，超声探头如果没有放到能够显示肿瘤最大横断面的部位，所测得的数值不能真实反映肿瘤实际大小；超声内镜下病变的回声还会受胃肠道清洁程度的影响（图 10），超声探头在检查过程中的位置和角度也会对病变的回声产生影响。

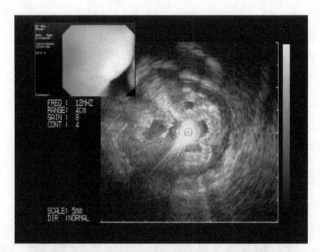

图 10　胃肠道内的气泡可干扰超声波的传导，影响超声检查的效果

　　超声内镜虽然能够判断黏膜下病变的来源，但是，要想准确地在超声内镜下显示病变的来源，需要一定的操作技巧和经验的积累。超声探头尽量平行于病变的基底部，不能紧贴黏膜，需与黏膜保持 1 ～ 2mm 的距离，这样才能准确地显示病变的来源。有时候，探头不同的位置与角度，会得到完全不一样的超声图片（图 11 ～图 13）。对于部分病变，如胃底、胃角等，有时超声探

头不能很好地与病变的基底部平行，这种情况下，仅凭超声内镜图像很难判断病变的来源，需要结合病变内镜下的表现、病变的软硬程度及活动度进行综合判断（图14）。

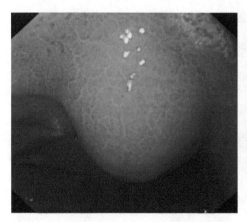

图11 胃体小弯可见一约2.0cm隆起性病变，表面光滑，内镜下不能判断其性质与来源

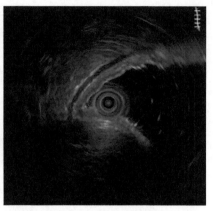

图12 超声探头未在病变基底部时显示该病变呈低回声，来源于固有肌层

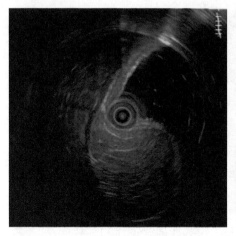

图13 调整探头的位置后显示该病变呈中等偏高回声，来源于黏膜下层，固有肌层完整

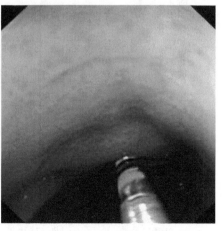

图14 以超声探头轻压病变，病变质软，"枕垫征"明显

综合以上信息，该病变超声检查结果考虑脂肪瘤，内镜下切除后证实为脂肪瘤。

大部分食管平滑肌瘤起源于黏膜肌层或固有肌层，内部呈均匀低回声，边界清晰，有完整的较强回声包膜。瘤体较小者肿块可能回声极低，瘤体较大内部有钙化者可呈现高回声钙化区。也有报道呈均质高回声的平滑肌瘤，经术后病理检查确诊。

脂肪瘤可发生于任何有脂肪的部位，消化道脂肪瘤常发生于结肠和胃。脂肪瘤最常起源于黏膜下层，内部呈均匀一致的高回声，是 SET 中回声水平最高的肿瘤，边界清楚，有完整包膜，后方可有回声衰减，部分伴有声影可以导致外侧缘显示不清。

异位胰腺常发生于胃窦大弯侧，典型的内镜表现为表面光滑的黏膜隆起，中央有腺管开口的脐样凹陷。可起源于消化道任何层次，但多位于黏膜下层，且与肌层关系紧密。常表现为中等或偏低回声的混合回声结构。对于不典型的超声内镜声像图，需与其他 SET 相鉴别。若其内有腺管样强回声结构且有正常胰腺声像图表现，有助于异位胰腺的诊断。

消化道囊肿常起源于黏膜下层，囊内为潴留的液体，故内部无回声，边界清楚，包膜完整光滑呈高回声，对于较大的囊肿，探头的对侧囊壁可出现回声增强效应。囊肿有时可合并有血肿或脓肿。

神经鞘瘤又称胃施万细胞瘤，是由神经鞘膜增生而来；神经纤维瘤发病率远低于神经鞘瘤，两者均属于神经源性肿瘤。超声内镜下两者均表现为低回声，内部回声均匀，常起源于黏膜肌层或黏膜下层。由于超声内镜表现缺乏特异性改变，不易与 GIST、平滑肌瘤等常见 SET 相鉴别，该类肿瘤术前诊断较为困难，确诊必须依靠术后病理检查加免疫组化。

GI-NEN 常起源于黏膜肌层及黏膜下层，边界清楚，内部中等或中低回声，内部回声均匀或不均匀。超声内镜对 GI-NEN 的阴性预测值为 93%，阳性预测值为 82%，特异性为 82%，敏感性为 93%。

（牟 一 吴春成 整理）

11. 超声内镜对于胃肠道间质瘤的重要性

超声内镜能够准确地判断 GIST 的起源，可以与其他 SET 相鉴别，必要时行 EUS-FNA 还能术前明确病变性质，也可以准确地判断瘤体生长方式为腔内型还是腔外型，为手术方案制定提供依据，是目前公认的术前诊断 GIST 的最佳手段（图 15）。GIST 具有从良性到恶性肿瘤的生物学特性，直径大于 2cm 的 GIST 手术（包括内镜、腹腔镜、外科手术）完整切除肿瘤是治疗首选。直径小于 2cm 的 GIST 是否需要积极治疗尚有争议（此部分下文会详述），此时超声内镜下的表现及利用超声内镜的随访就显得尤为重要。

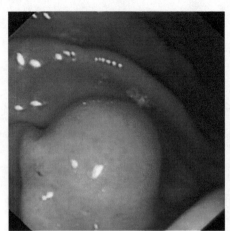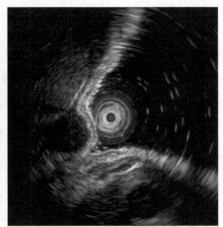

图 15　胃间质瘤内镜（左）和超声（右）图像

典型的 GIST 超声内镜声像图表现为起源于固有肌层（少部分起源于黏膜肌层、黏膜下层）、包膜完整、边界清楚的均质低回声团块。若肿瘤内部有坏死或恶变，存在囊性或透明样本，则可出现内部回声不均匀、层次紊乱、边界欠规则。瘤体较大时，常压迫周围脏器，超声图像有时难以准确辨别起源层次，内部层次显示不清。虽然超声内镜诊断 SET 有内镜不可比拟的优势，但是超声内镜诊断 SET 也受操作者水平、病变显示不清等很多因素影响，尤其是起源于第三层、第四层的病变。近年来较多研究致力于评估超声内镜和 EUS-FNA 诊断黏膜下病变的准确性。单独超声内镜诊断 SET 性病变准确率是 30.8%，非肿瘤性病变准确率是 66.7%。超声内镜诊断 SET 的同时其实也是一个鉴别诊断，当超声内镜考虑为 GIST 时，还要重点注意与易混淆的平滑肌瘤、NEN 等相鉴别。

GIST 良恶性主要与肿瘤大小、核分裂象数、原发部位及肿瘤是否破裂有关。而术前超声内镜能协助判断 GIST 良恶性或恶变潜能的作用已得到业界公认，但准确率、声像图表现等具体数据尚未统一。预测准确性为 80% ～ 100%，敏感性、特异性、阳性预测值分别为 91%、88% ～ 92%、93%。有报道肿瘤直径大于 4cm、不规则的边界、异质性和囊性间隙大于 4mm 与恶性 GIST 相关。若四项中满足两项，恶性或良恶性交界 GIST 的阳性预测值可达 100%。预测良性肿瘤的特征有规则的边界，肿瘤直径小于 3cm，内部均质回声，若三项中满足两项，则提示良性 GIST。也有报道考虑恶性间质瘤的因素主要包括不规则的外缘、存在囊性间隙和肿大的淋巴结。恶性 GIST 表现囊性间隙是由于瘤体内部发生囊性变和液化坏死。2016 年 Chen 等报道了一项纳入 110 例 GIST 患者的回顾性研究，发现瘤体表面溃疡和囊性改变与高危 GIST 相关，而与内部是否钙化无关。肿瘤大小是唯一一个能够独立预测 GIST 恶性程度的危险因素。然而另外一个纳入 75 例 GIST 患者的研究发现，肿瘤切除后进行恶性潜能分析，极低危组和中危组的超声内镜表现，包括回声异质性、高回声与低回声、钙化、囊性变、分叶征及溃疡并无差异性。对比谐波增强超声内镜（contrast-enhanced harmonic EUS，CEH-EUS）能够实时显示肿瘤内血管。一个单中心的前瞻性研究认为 CEH-EUS 发现肿瘤内部不规则血管是恶性 GIST 的预测指标，敏感性、特异性、准确率分别为 100%、63% 和 83%。另一个针对 GIST 的 CEH-EUS 研究也提示，肿瘤内新生血管的存在和恶性 GIST 相关。超声内镜实时弹性成像（real time elastography endoscopic ultrasound，RTE-EUS）能够实时反映肿块硬度，有效鉴别 GIST 与其他 SET，但其准确性尚无大规模统计数据。RTE-EUS 下典型的 GIST 特征为外部边缘呈蓝色，中心为红色，全瘤体软硬度不均匀。

2013 年日本指南提出 GIST 高危因素为：瘤体直径＞ 5cm、边界不规则、内部回声不均匀以及区域淋巴结肿大。2013 年版的《中国胃肠间质瘤诊疗共识》指出"超声内镜不良因素为边界不规整、溃疡、强回声和异质性"。2016 年美国 NCCN 指南指出超声内镜下 GIST 不良因素有不规则边界、囊性间隙、溃疡、低回声灶和回声异质性。总之，若 GIST 有不规整的边界、表面溃疡形成、内部强回声和异质性、有囊性间隙的时候，要高度重视是否为恶性 GIST，此时需要结合 CT 或 MRI 综合评估肿瘤情况，制定治疗方案。

（牟 一 吴春成 整理）

12. 影像学检查在发现并诊断消化道上皮下肿瘤的作用不容忽视

虽然近年来随着内镜技术的发展，内镜在诊断和治疗 SET 方面发挥着越来越重要的作用，但 CT、MRI 等常规影像学检查手段的作用也是不容忽视的。CT 和 MRI 能反映肿瘤大小、是否有囊性变，可区分原发和转移肿瘤，是 GIST 也是其他常见消化道黏膜下病变的诊断、肿瘤分级、治疗方案抉择和术后随访的有力工具。以原发 GIST 为例，CT 表现常呈圆形或类圆形，也可呈分叶状，边界多清晰，密度可呈高、中、低或混杂密度，若肿瘤内部有囊性变、出血、坏死等，则表现为密度不均匀（图16）。各种依赖于普通 CT 的重建技术，如多平面重建（MPR）、曲面重建（CPR）、仿真内镜（CTVE）等可以更为直观地了解肿瘤形态、与周围组织关系。对于有浸润倾向的高危 GIST，它们常常与胃肠道腺癌和淋巴瘤混淆。以胃间质瘤为例，其在影像学上往往需与胃腺癌、胃淋巴瘤、胰腺或者肝脏肿瘤相鉴别。而小肠间质瘤则需与子宫肌瘤、卵巢恶性肿瘤等妇科疾病相鉴别。不明原因消化道出血，尤其是考虑小肠出血，血管造影既有可能发现肿瘤，也能进行介入止血。分子影像学是近年来研究的热点，FDG PET-CT 主要反映了组织的葡萄糖代谢特征，它可以从肿瘤的生物学特征和功能代谢方面对 GIST 的良恶性进行评估，对治疗后 GIST 疗效的评价有价值。CT 对于胃肠道平滑肌瘤的诊断有较好的密度分辨率和横断像，可以较好地显示食管与周围结构的关系。GI-NEN 血供丰富，增强后明显强化，肿瘤边界基本清晰，若已侵犯浆膜层并与脂肪层分界不清，可见周围脂肪间隙模糊。直肠 NEN 和直肠癌在 CT 上往往难以鉴别诊断，需结合内镜及病理。目前医学影像学已经不仅仅局限于对胃肠道上皮下病变做出诊断，它已扩展到对瘤体边界的准确评估、手术方案的制定、手术后监测、辅助及新辅助化疗效果的评估等方面。

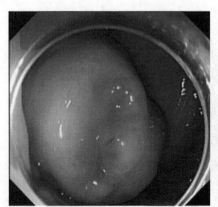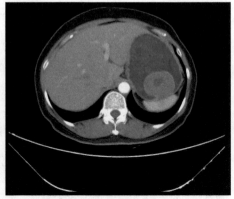

图 16　胃间质瘤内镜（左）和增强 CT（右）图像

13. 胃肠道间质瘤诊断流程——病理诊断是金标准

随着对 GIST 研究的日益加深，GIST 不论从诊断还是治疗方面都越来越凸显多学科协作的重要性。美国 NCCN 指南推荐腹部增强 CT、MRI 和内镜或超声内镜用于 GIST 初始诊断评估的辅助检查手段，而确诊必须依赖病理结果和免疫组化。一份完整的 GIST 病理报告应包括以下内容：肿瘤来源、大小、发生部位、组织学类型、核分裂象数（50/HPF）、包膜是否完整、肿瘤性坏死、手术切缘情况、有无远处转移、淋巴结、免疫组织化学，必要时加做基因突变的检测。

GIST 肿瘤大小不等，绝大部分包膜完整、边界清晰。肿瘤切面灰白或灰红色，可呈鱼肉状，体积较大者有坏死、出血、囊性变等。GIST 镜下表现多样，但主要是梭形细胞和上皮样细胞两种类型。梭形细胞为主型约占 70%，上皮样细胞为主型约占 20%，梭形细胞与上皮样细胞混合型约占 10%。组织学上 GIST 不同于平滑肌瘤、平滑肌肉瘤、施万细胞瘤的镜下表现，但单凭 HE 染色观察，是难以确诊的。几乎所有的 GIST 都表达 CD117，仅约 5% 的 GIST 检测 CD117 阴性。当临床表现和组织学特点符合 GIST 改变，CD117 阳性时即可确诊 GIST。DOG1 是近年来新发现的 GIST 特异性标志之一，CD117 和 DOG1 诊断 GIST 敏感性相近，可达 94% ～ 95%，二者具有高度一致性。在以梭形细胞为主型的 GIST 中二者表达阳性率无差异，在以上皮样细胞为主型的 GIST 中 DOG1 敏感性略高。小肠 GIST 中，DOG1 的敏感性略高于 CD117。在近 1/3 的 CD117 阴性的 GIST 中 DOG1 表达阳性。尽管如此，仍有 2% ～ 3% 的 GIST CD117 和 DOG1 均表达阴性。应该意识到 DOG1 对 GIST 虽然有较高特异性，但在其他间叶源性肿瘤中同样可以表达，包括子宫肌瘤、腹膜平滑肌瘤、滑膜肉瘤等。另一个常用的标志物是 CD34，阳性率可达 60% ～ 70%，CD34 抗体与血管内皮细胞相关。CD34 在许多间充质细胞中也有表达，其敏感性和特异性都不及 CD117 和 DOG1，在临床工作中推荐以上三种标志物联合使用。平滑肌肌动蛋白、Desmin、S-100 在少部分 GIST 中有表达，但特异性和敏感性都不高，现已不作为诊断 GIST 必做的检查。有 10% ～ 15% 的 GIST 为野生型 GIST，即缺乏 *c-kit* 和（或）*PDGFRA* 突变的 GIST。虽然发病机制并未完全明了，但越来越多的研究证实，野生型 GIST 中 SDH 功能失活是一个普遍现象，并可通过免疫组化 SDHB 表达缺失得到检测。少部分非 SDH 缺失型 GIST 可有 *NF1* 的失活性突变或 *BRAF* 的激活性突变。

GIST 在基因型上分为 *c-kit* 突变、*PDGFRA* 突变，前两者突变阴性的野生型 3 种，强调基因突变检测对 GIST 的重要性，不单纯在于诊断病理表现不典型的 GIST，更为重要的是不同基因突变类型的 GIST 对靶向药物治疗反应大不相同。85% ～ 95% 的 GIST 存在 *c-kit* 或 *PDGFRA* 突变，10% ～ 15% 的成人和 85% 的儿童为野生型 GIST。2013 年版中国胃肠间质瘤诊断治疗共识推荐以下情况需行基因检测：①对疑难病例进行 *c-kit* 或 *PDGFRA* 突变检测，以明确诊断；②术前拟用分子靶向治疗者；③所有初次诊断的复发和转移 GIST 拟行分子靶向治疗者；④原发 GIST 手术切除后，中 - 高危复发风险，拟行伊马替尼治疗；⑤鉴别 NF1 型 GIST，完全型或不完全型 Carney 三联征，家族性 GIST 和儿童 GIST；⑥鉴别同时性和异时性多原发 GIST；⑦继发性耐药需要重新检测。

（牟 一 整理）

14. 不是所有胃肠道间质瘤都需要术前活检

GIST 生物学行为可以从良性到恶性，因此正确诊断 GIST 并评估恶性程度是一件非常重要的临床工作。临床实际工作中，即使一个黏膜下病变显示出了典型的回声改变和起源层次，由于操作者识图水平的不确定性，单纯依靠超声内镜难以做出完全正确的诊断。尽管超声内镜在诊断 SET，如脂肪瘤、单纯性囊肿、曲张静脉等准确性较高，但对于其他一些病变，尤其是起源于第三层及第四层的内部低回声的胃肠道间叶细胞性肿瘤，仅依靠超声内镜来诊断有一定的难度。在 SET 中，恶性和有潜在恶性的肿瘤几乎都是低回声病变，如 GIST、NEN、平滑肌瘤和转移性 NEN。一项纳入 99 例 SET 的报道指出，超声内镜诊断正确率仅 66%。病理诊断依旧是金标准。如前所述，GIST 确诊必须依靠病理组织学形态的诊断和免疫组化，必要时还需进行 *c-kit* 和 *PDGFRA* 基因突变检测。另外，尽管超声内镜图像可能预测 GIST 恶性程度，但所有超声内镜特征都无法直接判断 GIST 良恶性，因此获得病变组织进行病检似乎是必需的，对后续的治疗方案起重要的指导作用。然而，是否所有考虑为 GIST 都需要做活检呢？笔者认为其实不然，而这恰恰是目前一直存在争议的地方，也是近年来研究的热点。近年来对术前获取 GIST 瘤体组织的研究日益增多，但尚没有共识指南推荐诊断术前 GIST 的最佳活检方案。经皮活检引起肿瘤破溃、出血和增加肿瘤种植转移的风险都明显高于内镜引导下活检。因此对于原发病灶，首选内镜下活检，而对于转移性病灶，可考虑超声或 CT 引导下空心针穿刺活检。此处简要介绍几种常见方法。

GIST 最常位于固有肌层和黏膜下层，常规活检难以取得瘤体组织，当瘤体较大，表面黏膜破溃形成溃疡时，从溃疡处夹取瘤体组织可提高活检阳性率。以往推荐的 "bite-on-bite" 诊断率也不足 50%，而出血等并发症发生率为 13.5% ～ 35%。目前技术最成熟的当属 EUS-FNA。近年来较常用的 EUS-TCB，即 endoscopic ultrasound guided-trocar needle biopsy，类似于 EUS-FNA，只是采用的是类似于肝脏穿刺的前端带凹槽的 trocar 针。EUS-FNA 和 EUS-TCB 诊断 GIST 特异性可达 100%，但敏感性为 63% ～ 95%，准确率约 65%。FNA 使用 19G 或 22G 穿刺针，二者结果似乎没有差别；EUS-FNA 和 EUS-TCB 二者的准确率、并发症发生率也无明显差异。理论上可能存在针道种植转移风险及穿刺后诱发肿瘤破溃风险，但目前未见文献报道。获得的组织除了进行常规病理检查，还应当进行 CD117 和 DOG1 的免疫组化检测，从而诊断 GIST。EUS-TCB 同 EUS-FNA 一样，可能存在获取肿瘤组织量不足，无法进行核分裂象的检测和免疫组化，也会影响 GIST 的诊断，无法进行 GIST 恶性程度的评估。一个前瞻性研究中仅 22% 的病例获得了足够的组织进行了免疫组化，准确率 100%。EUS-FNA 和 EUS-TCB 对于直径小于 2.0cm 且活动度大的 GIST 操作难度会明显增加。GIST 一线治疗方案是完整切除瘤体，对于可完整切除的 GIST 不推荐进行各种方式的术前活检或穿刺。因此，建议只有在怀疑 GIST 而且活检组织的结果可能改变治疗方案时才进行 EUS-FNA 或 EUS-TCB。美国 NCCN 指南推荐，对于无法切除或复发转移的 GIST，以及潜在可切除且考虑术前甲磺酸伊马替尼治疗的 GIST 需要接受活检。

1997 年 Mimura 等提出了内镜去顶术（endoscopic

unroofing）的概念治疗大肠淋巴瘤，2010 年 Lee 等报道了内镜去顶术诊断起源于固有肌层的 SET。内镜开窗去顶术类似于内镜下切除术，不同的是前者只是部分切除瘤体且目的是诊断（图 17），而后者是完整切除瘤体且目的是治疗。

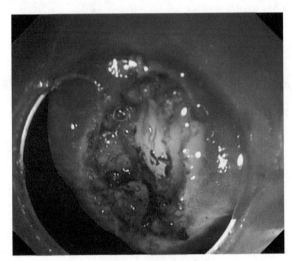

图 17　内镜去顶术

SINK 活检是一种新型的活检方式，即超声内镜引导下单切口针刀活检术（EUS-guided single-incision needle knife biopsy），是指在混合电流模式下于病变表面做 6 ～ 12mm 的线性切口，然后用传统活检钳夹取 3 ～ 5 个样本，用钛夹夹闭创面。诊断 GIST 阳性预测值 100%，阴性预测值 78%。

前视超声内镜引导下活检是指在黏膜下注射后，用热活检钳以快速电切模式切开黏膜层，活检钳夹取瘤体组织，之后以钛夹夹闭瘤体表面黏膜，既可以用超声内镜实时观察瘤体内部情况，又可以在内镜直视下操作。获得的瘤体组织量足以进行免疫组化和核分裂象计数评估。尤其对小于 2.0cm 的 SET 和腔外生长型的 SET 有较好的优势。

（牟 一 整理）

15. 神经内分泌肿瘤的不同分类标准

NEN 曾称为类癌或岛状细胞瘤。类癌这一称谓最初于 1907 年由 Orberndorfer 首次提出。1963 年 Williams ED 等根据胚胎起源部位将类癌分为前肠类癌（食管、胃、十二指肠）、中肠类癌（空肠、回肠、阑尾、盲肠、升结肠及横结肠右 2/3）及后肠类癌（横结肠左 1/3、降结肠、乙状结肠及直肠），因不能很好地体现不同部位肿瘤的特征，其实用性有限。1971 年 Soga 等又按照组织学特点将类癌分为岛状、小梁状、腺瘤样及混合型（又称未分化型），但其不能较好地预测肿瘤的原发部位及预后。1980 年 WHO 还依据银染色等将类癌分为肠嗜铬细胞类癌、胃泌素细胞类癌及其他类癌，因其未涉及肿瘤的分级及生物学行为，也不能预测预后，目前已不再使用。1995 年 Capella 首次建议使用神经内分泌瘤（neuroendocrine tumor，NET）这一术语来描述既往的类癌或岛状细胞瘤，并根据肿瘤大小及血管浸润情况而分为良性 NET、良性或低度恶性 NET、低度恶性 NET 及高度恶性 NET 四类，这一分类对于预后具有较好的预测价值。随后又有研究提示，神经和包膜浸润、有丝分裂指数高及肿瘤出现坏死与 NET 的恶性行为密切相关。为了改善预后价值，2000 年 WHO

在 Capella 分型基础上，根据肿瘤大小、血管和神经浸润、细胞增殖活性、局部浸润、淋巴结及远处转移情况而将 NET 分为具有良性行为的高分化 NET、行为学不定的高分化 NET、高分化神经内分泌癌（NEC）及低分化 NEC。这一分型虽然预后价值尚可，但过于复杂，且存在诸多缺点（如分级和分期并未单独评估）。2006 年和 2007 年欧洲神经内分泌肿瘤学会（ENETS）依据核分裂计数和 Ki67 标记指数（MIBI 抗体染色）将 NET 分为 3 级，并基于肿瘤大小、淋巴转移及血行转移制定了 NEN 的 TNM 分期系统。这更准确且利于理解，并得到了美国癌症联合委员会（AJCC）及国际抗癌联盟（UICC）的认可。AJCC/UICC 最新更新的 NEN 的分级及分期系统均由此修正而成（表 1、表 2）。2010 年 WHO 更新的分级方案也与 ENETS 相似，不过术语稍有不同，其将 NEN 分为高分化的 G1、G2 级别 ENT，以及低分化的 G3 级别 NEC（包括大细胞癌和小细胞癌）。随后的一些研究发现 G3 级别的 NEC 可进一步分为高分化但细胞增殖率高的 G3 级别 NET 和低分化的 NEC，故 WHO 的 2010 年分级标准仍有缺陷。

此外，NEN 的命名还与肿瘤细胞是否过度分泌某种激素并表现为相应激素综合征相关。免疫组化的结果并不能作为 NEN 的分类，如免疫组化染色提示某种肿瘤细胞分泌胃泌素，但若无卓 - 艾综合征的临床表现，该肿瘤只能被称为分泌胃泌素的 NEN，而不能被称为胃泌素瘤。虽然不同的功能性 NEN 预后可能不同（如胰岛素瘤较胃泌素瘤、胰高血糖素瘤、VIP 瘤和生长抑素瘤预后更好），但大多功能性 NEN 的生物学行为与无功能性的 NEN 一致，均使用分级及分期系统来描述。

表 1　2017 年（第八版）AJCC/UICC 消化道神经内分泌肿瘤组织学分级方案

级别	分级标准
GX	分级无法评估
G1（低级别）	核分裂计数＜ 2/10HPF 且 Ki67 指数＜ 3%
G2（中级别）	核分裂计数为 2 ～ 20/10HPF 或 Ki67 指数为 3% ～ 20%
G3（高级别）	核分裂计数＞ 20/10HPF 或 Ki67 指数＞ 20%

注：摘自 AJCC/UICC 癌症分期手册 2017（第八版），Springer Science+Business，LLC.

表 2　2017 年（第八版）AJCC/UICC 消化道神经内分泌肿瘤 TNM 分期及预后方案

A. 胃神经内分泌肿瘤

TX　原发肿瘤情况无法评估

T0　没有证据说明存在原发肿瘤

T1　肿瘤累及固有层或黏膜下层，且病变直径≤ 1cm

T2　肿瘤累及固有肌层，或病变直径＞ 1cm

T3　肿瘤超过固有肌层到浆膜下，但未穿透浆膜层

T4　肿瘤累及脏腹膜、其他器官或周围组织

NX　区域淋巴结情况无法评估

N0　无区域淋巴结受累

N1　有区域淋巴结受累

M0　无远处转移

M1　有远处转移

　M1a　仅有肝转移

　M1b　至少一处肝外转移（肺、卵巢、远处淋巴结、腹膜、骨等）

　M1c　同时存在肝转移及肝外转移

分期 I 期：T1N0M0；II 期：T2 ～ 3N0M0；III 期：T1 ～ 4N1M0、T4N0M0；IV 期：T1 ～ 4N0 ～ 1M1

续表

B. 十二指肠及壶腹部神经内分泌肿瘤

TX　原发肿瘤情况无法评估

T1　肿瘤累及黏膜或黏膜下层，且病变直径≤1cm（十二指肠肿瘤）；肿瘤局限
　　于 Oddi 括约肌且病变直径≤1cm（壶腹部肿瘤）

T2　肿瘤累及固有肌层，或病变直径＞1cm（十二指肠肿瘤）；肿瘤从括约肌累
　　及十二指肠黏膜下层或固有肌层，或病变直径＞1cm（壶腹部肿瘤）

T3　肿瘤累及胰腺或胰腺周围脂肪组织

T4　肿瘤累及脏腹膜或其他器官

NX　区域淋巴结情况无法评估

N0　无区域淋巴结受累

N1　有区域淋巴结受累

M0　无远处转移

M1　有远处转移

　M1a　仅有肝转移

　M1b　至少一处肝外转移（肺、卵巢、远处淋巴结、腹膜、骨等）

　M1c　同时存在肝转移及肝外转移

分期 I 期：T1N0M0；II 期：T2～3N0M0；III 期：T4N0M0、T1～4N1M0；
IV 期：T1～4N0～1M1

C. 空回肠神经内分泌肿瘤

TX　原发肿瘤情况无法评估

T0　没有证据说明存在原发肿瘤

T1　肿瘤累及固有层或黏膜下层，且病变直径≤1cm

T2　肿瘤累及固有肌层，或病变直径＞1cm

T3　肿瘤超过固有肌层到浆膜下，但未穿透浆膜层

T4　肿瘤累及脏腹膜、其他器官或周围组织

NX　区域淋巴结情况无法评估

N0　无区域淋巴结受累

N1　＜12 个区域淋巴结受累

N2　肠系膜淋巴结肿大＞2cm 或≥12 个区域淋巴结受累，尤其是肠系膜上静脉
　　周围淋巴结受累

M0　无远处转移

M1　有远处转移

　M1a　仅有肝转移

　M1b　至少一处肝外转移（肺、卵巢、远处淋巴结、腹膜、骨等）

　M1c　同时存在肝转移及肝外转移

分期 I 期：T1N0M0；II 期：T2～3N0M0；III 期：T1～4N1～2M0、T4N0M0；
IV 期：T1～4N0～2M

续表

D. 阑尾神经内分泌肿瘤

TX 原发肿瘤情况无法评估

T0 没有证据说明存在原发肿瘤

T1 肿瘤最大径≤ 2cm

T2 肿瘤最大径为 2 ～ 4cm

T3 肿瘤最大径＞ 4cm，或累及浆膜下，或累及阑尾系膜

T4 肿瘤致阑尾系膜穿孔，或累及周围器官或组织如腹壁及骨骼肌（不包括肿瘤透壁生长累及临近肠壁的浆膜下层）

NX 区域淋巴结情况无法评估

N0 无区域淋巴结受累

N1 有区域淋巴结受累

M0 无远处转移

M1 有远处转移

　M1a 仅有肝转移

　M1b 至少一处肝外转移（肺、卵巢、远处淋巴结、腹膜、骨等）

　M1c 同时存在肝转移及肝外转移

分期 I 期：T1N0M0；II 期：T2 ～ 3N0M0；III 期：T1 ～ 4N1M0、T4N0M0；IV 期：T1 ～ 4N0 ～ 1M1

E. 结直肠神经内分泌肿瘤

TX 原发肿瘤情况无法评估

T0 没有证据说明存在原发肿瘤

T1 肿瘤累及固有层或黏膜下层，或病变直径≤ 2cm

　T1a 肿瘤最大径＜ 1cm

　T1b 肿瘤最大径为 1 ～ 2cm

T2 肿瘤累及固有肌层，或累及固有层或黏膜下层，但病变直径＞ 2cm

T3 肿瘤超过固有肌层到浆膜下，但未穿透浆膜层

T4 肿瘤累及脏腹膜、其他器官或周围组织

NX 区域淋巴结情况无法评估

N0 无区域淋巴结受累

N1 有区域淋巴结受累

M0 无远处转移

M1 有远处转移

　M1a 仅有肝转移

　M1b 至少一处肝外转移（肺、卵巢、远处淋巴结、腹膜、骨等）

　M1c 同时存在肝转移及肝外转移

分期 I 期：T1N0M0；II A 期：T2N0M0；II B 期：T3N0M0；III A 期：T4N0M0；III B 期：T1 ～ 4N1M0；IV 期：T1 ～ 4N0 ～ 1M1

注：摘自 AJCC/UICC 癌症分期手册 2017（第八版），Springer Science+Business，LLC.

（江　珊　叶连松　整理）

16. 神经内分泌肿瘤的诊断方法多样

因类癌综合征、非典型类癌综合征等是由于中肠或 G-NEN 分泌过量 5- 羟色胺、缓激肽、组胺等特异性生物活性物质导致，故血清中或尿液中这些物质本身或其代谢物质水平的升高多提示存在相应部位的 NEN。因部分食物（香蕉、巧克力等）或药物（咖啡因、促肾上腺皮质激素、肝素等）可影响上述物质的检测而出现假阳性或者假阴性结果，故检查前三天应避免接触。多数神经内分泌组织均可储存并释放嗜铬蛋白，故嗜铬蛋白尤其是嗜铬蛋白 A（CgA）常用于提示 NEN 的存在。一般来说，瘤体越大或者肿瘤出现转移，血清中 CgA 水平越高。不过，几乎所有的阑尾 NEN、部分十二指肠和直肠的 NEN 或低分化的 NEN 并不出现 CgA 的升高，而萎缩性胃炎患者、长期服用质子泵抑制剂或肾功能障碍者可出现假阳性。其他的非特异性标志物还包括神经元特异性烯醇化酶（NSE）及人绒毛膜促性腺激素（HCG），两者更常见于低分化的 NEN。近年来还有部分研究显示转录因子 NeuroD 和 mASH 有望成为检测 NEN 新的标志物。

胃肠镜、消化道造影、超声、CT、MRI、核素扫描（SRS、PET、MIBG）及胶囊内镜等均可用于 GI-NEN 定位及分期。虽然胃和后肠的 NEN 在消化道造影时可表现为充盈缺损影，但胃肠镜可直接观察、活检甚至切除病变，故其在 NEN 的诊治中具有至关重要的作用。超声内镜因可评估病变深层及周围组织而进一步拓展了内镜的应用。部分 NEN 可出现肠梗阻，故胶囊内镜需谨慎使用。大多数 NEN 均表现为原发性小病变，故 CT 和 MRI 一般仅用于术前评估肿瘤的淋巴转移及远处转移情况，其中最常见表现为肝转移，其次是肿瘤周围组织纤维化和淋巴结转移。消化道 NEN 的原发病变及转移灶一般均可表达高亲和力生长抑素受体（SSTR），故以 ^{111}In-DTPA 奥曲肽为介质的核素扫描最常用于定位 NEN。其他常用的还包括生长抑素 SAS 扫描和 FDG-PET。前者敏感性及特异性均较高，但可出现假阳性（见于结节病和结核所致肉芽肿及甲状腺疾病）。FDG-PET 对于多数 NEN 并无太大价值，仅在细胞增殖率高、细胞低分化时具有一定作用。此外，^{18}F-L-DOPA-PET、^{11}C-L-DOPA-PET、^{11}C-5-HTP-PET、^{68}Ga-DOTA-PET 等也显示了较好的应用价值。

当然，没有哪种影像学检查具有 100% 的敏感度，尤其对于小病灶的检测更需要多种影像技术的联合。此外，还需要结合病理组织学、免疫组化特点以及临床进行综合分析（图 18）。

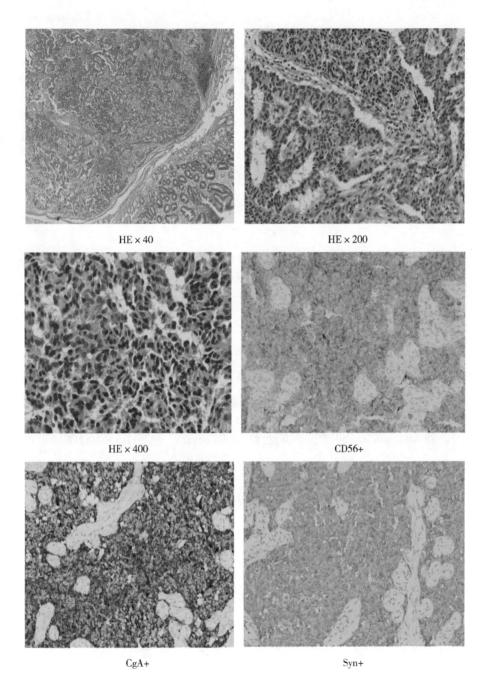

HE × 40

HE × 200

HE × 400

CD56+

CgA+

Syn+

图 18　神经内分泌肿瘤病理（NET，G1）

（江　珊　叶连松　整理）

胃肠道间质瘤的治疗方案

17. 胃肠道间质瘤的危险度分级直接关系治疗方案的选择

GIST 的发病机制目前已基本阐述清楚，大体治疗原则已无太大争议，但术后的高复发率及转移率仍是困扰临床医师的难题。准确地对 GIST 危险度进行分级预估，是制定 GIST 最佳治疗方案的关键。目前临床常用的危险度分级系统都存在一定缺陷，如何多元化地利用好这些分级标准是非常重要的。

目前最常用的是 2008 年发布的改良 NIH 分级系统，其前身是 2002 年发布的 NIH 分级系统，后者仅包括肿瘤大小和每 50 个高倍镜视野下的核分裂数。后来发现仅依靠这两项进行危险度划分显然不够，Joensuu 等对原系统进行了修订，将原发肿瘤部位（非胃原发较胃原发 GIST 预后差）、肿瘤大小、核分裂象和是否发生破裂作为评估指标（表 3）。

表 3 原发 GIST 切除术后危险度分级

危险度分级	肿瘤大小（cm）	核分裂象数（/50HPF）	肿瘤原发部位
极低	< 2	≤ 5	任何部位
低	> 2 ～≤ 5	≤ 5	任何部位
中等	≤ 2	> 5	非胃原发
	> 2 ～≤ 5	> 5	胃
	> 5 ～≤ 10	≤ 5	胃
高	任何	任何	肿瘤破裂
	> 10	任何	任何部位
	任何	> 10	任何部位
	> 5	> 5	任何部位
	> 2 ～≤ 5	> 5	非胃原发
	> 5 ～≤ 10	≤ 5	非胃原发

WHO 软组织肉瘤分类标准里，采用的是 Miettinen 等提出的 6 类 8 级分类标准，即 AFIP 分类标准。此分类法能很好地将患者分层，核分裂数越高，复发越快，预后越差，但并未对高核分裂象计数进一步细分（表 4、表 5）。AFIP 标准临床使用不如 NIH 标准简便，所以目前应用最广的依旧是改良 NIH 分级系统。我国专家共识则建议对于原发完全切除 GIST 的评估使用改良 NIH 分级系统，AFIP 分类标准作为参考。

表 4　GIST 患者的预后（基于长期随访资料）

预后分组	肿瘤参数		疾病进展（患者百分数）[a]	
	肿瘤大小 (cm)	核分裂象 (/50 高倍视野)	胃 GIST	小肠 GIST
1	≤ 2	≤ 5	0	0
2	> 2 ~ ≤ 5	≤ 5	1.9	4.3
3a	> 5 ~ ≤ 10	≤ 5	3.6	24
3b	> 10	≤ 5	12	52
4	≤ 2	> 5	0[b]	50[b]
5	> 2 ~ ≤ 5	> 5	16	73
6a	> 5 ~ ≤ 10	> 5	55	85
6b	> 10	> 5	86	90

a：基于 AFIP 1784 例患者的研究；b：病例数较少。

表 5　GIST 的良恶性及预后分组其相应 ICD-O 编码

良恶性	预后分组	编码
良性 GIST	预后分组 1，2，3a	8936/0
恶性潜能未定的 GIST	预后分组 4	8936/1
恶性 GIST	预后分组 3b，5，6a，6b	8936/3

2014 年 Joensuu 提出 GIST 辅助治疗后复发评估的数学公式，并指出高核分裂象计数、非胃原发、肿瘤巨大、肿瘤破裂和伊马替尼辅助治疗时间是 GIST 无复发生存相关的主要危险因素。也有其他新的 GIST 危险度分层方法，如诺模图法（nomogram）和美国癌症联合委员会（American Joint Committee on Cancer，AJCC）的 TNM 分期法，但临床实用性都不如 NIH，未被广泛使用。肿瘤发生发展是一个多步骤、多因素的复杂过程，即便同为高危 GIST，其生物学特征也不尽相同。将来，各种病理学形态指标、基因突变特征及分子标志物都有望参与 GIST 危险度分级的评估系统。

（牟 一 整理）

18. 手术切除是胃肠道间质瘤一线治疗方案

一般认为，直径大于 2cm 的 GIST 应当被切除（图 19），对于小于 2cm 的 GIST 尚无定论，后者将在下文详细讨论。尽管伊马替尼的问世让 GIST 的治疗和预后发生了革命性的变化，但外科手术切除仍是 GIST 的一线治疗方案（图 20）。局限性 GIST 不能手术的、临界可切除但风险较大、特殊部位的 GIST 或手术可能造成严重器官功能损害的，术前可给予伊马替尼治疗（病理证实为 GIST）6 ～ 12 个月后根据情况再行手术，而非扩大手术，以期最大限度地缩小手术范围，保留脏器功能。复发或转移病灶，单纯手术切除，术后复发率几乎为 100%，必须结合靶向治疗。手术的目的在于切除潜在可能发生继发性突变的病灶。手术以安全性为前提，在接受靶向治疗后，若术前评估可对所有的病灶行完整 R0 切除，且不需行复杂的联合脏器切除术时，手术联合靶向治疗更能使这部分患者获益。

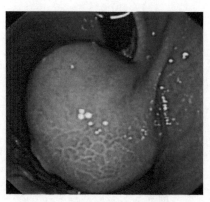
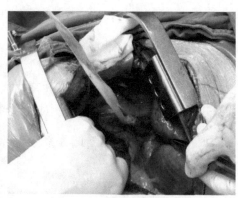

图 19　胃镜检查发现胃底约
3.0cm×4.0cm 包块，术后病理证实
为间质瘤

图 20　外科开腹手术

　　手术治疗的基本原则是：①完全切除肿瘤；②保证阴性切缘；③避免术中瘤体破裂；④不推荐常规淋巴结清扫。

　　有条件 R0 切除（完全性切除）的病灶，即局限性、可切除病灶，首选 R0 切除。保证肿瘤的完整切除、肿瘤假包膜的完整性，瘤体切缘的肉眼阴性和病理切缘阴性。我国 GIST 共识认为切缘 2cm 可以保证 R0 要求，也有外科医师认为切缘 1cm 就足以保证阴性切缘。离体标本处理不当可造成标本回缩，降低病理判断切缘情况的准确性。NCCN 指南认为外科医师可根据术中情况判断瘤体切缘是否为阴性，即便病理报告切缘阳性，这就是所谓的外科切缘和病理切缘。剖腹探查时，腹部需要彻底探查，尤其要注意腹膜表面和肝脏，以排除肿瘤转移扩散。肿瘤需要谨慎处理，以防肿瘤破裂而增加转移复发风险。

　　大量研究证实，GIST 淋巴结转移率不足 2%，即使出现远处转移或局部进展期的 GIST，其淋巴结转移率也不足 5%，常规淋巴结清扫并不能提高患者生存率或减少局部复发率。因此，绝大部分 GIST 不需要常规淋巴结清扫。SDH 缺陷型 GIST 淋巴结转移率高，儿童型 GIST 和 Carney 三联征的患者淋巴结转移率达 10% ～ 40%，此类患者建议做淋巴结术中冰冻病理检查，以决定是否进行淋巴结清扫。

胃 GIST 占全部 GIST 的 60%，绝大部分胃 GIST 可行局部切除和胃楔形切除，没有证据证明扩大切除范围可使患者获益，反而会增加手术风险和降低患者生活质量。位于贲门的 GIST 推荐行近端胃切术，尽量保留贲门，以降低术后胃食管反流的风险。位于胃体大弯侧的巨大 GIST 容易侵犯横结肠、脾脏和胰尾，此类病变术前可行新辅助化疗，尽量避免联合脏器切除。

十二指肠有特殊的生理功能和解剖结构，毗邻胰腺、胆道等重要脏器，胰管和胆管汇合后开口于十二指肠降段，即十二指肠主乳头——Vater 壶腹。手术方式的选择主要取决于瘤体发生部位，应尽量避免行胰十二指肠根治术。位于非乳头区的 GIST，可考虑行局部切除、肠壁修补术、肠段切除术。位于乳头区的 GIST，瘤体较大时，可先通过胃镜或超声胃镜取得病理组织确诊为 GIST，先行伊马替尼治疗。R0 是联合脏器切除的基本要求，也是胰十二指肠根治术的根本目的，否则应尽量避免。以往对于发生于十二指肠主乳头旁或十二指肠主乳头的 GIST，根治手段几乎都不能避免行胰十二指肠根治术，也给患者带来了身体创伤和沉重的经济负担。笔者曾在 2012 年报道了第一例通过 ESD 术完全切除十二指肠主乳头 GIST，后来陆续又完成了几例该部位的 GIST 内镜下切除，随访至今，无一例复发转移或发生肿瘤相关并发症。

典型病例

十二指肠乳头 GIST

患者男性，56 岁，因上腹胀 2 个月行胃镜检查发现十二指肠乳头部包块，包块表面光滑，未见溃疡，病变大小约 1.5cm（图 21）。超声内镜显示病变呈低回声，内部回声均匀，病变向腔内突出，考虑来源于固有肌层（图 22）。内镜逆行胆胰管造影术证实胆管及胰管正常。以针状刀进行内镜下切除（图 23～图 25），手术顺利，术中出血量不多，术后患者病情平稳，术后 3 个月复查内镜显示手术创面愈合良好（图 26）。

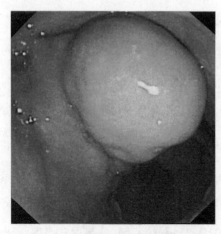 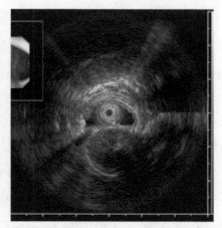

图 21　十二指肠乳头 GIST 内镜下表现　　图 22　十二指肠乳头 GIST 超声内镜下表现

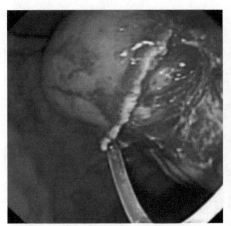

图 23　十二指肠乳头 GIST 剥离术中

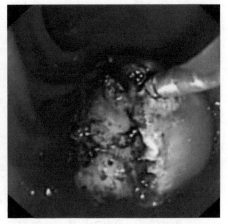

图 24　十二指肠乳头 GIST 剥离术后标本

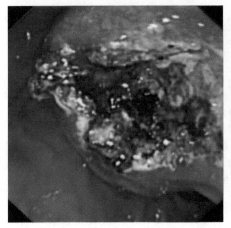

图 25　十二指肠乳头 GIST 剥离术后创面

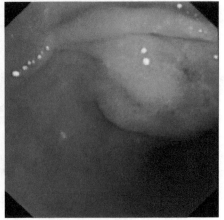

图 26　十二指肠乳头 GIST 术后 3 个月内镜复查

十二指肠乳头 GIST 内镜下治疗的操作要点：第一步，通过超声内镜和腹部 CT 初步确定瘤体性质及与周围脏器关系，若瘤体包膜完整、腔内生长型、与周围脏器无粘连可初步考虑 ESD。第二步，行 ERC 和 ERP，分别进行胆管和胰管造影，判断胆管和胰管的完整性，确定瘤体没有侵犯到胆管和胰管。第三步，找到病变与周围正常组织的间隙，开始行 ESD。操作要点：必须避免损伤胆管和胰管，沿包膜完整地剥离瘤体组织。值得注意的是，由于部位的特殊性，此处行 ESD 难度极大，需要手术医师同时具有丰富的 ERCP 和 ESD 手术经验。总之，对于部分十二指肠 GIST，内镜切除是可选择治疗手段之一，虽然目前国内外各大指南并不推荐，其安全性和有效性尚需进一步研究。

小肠 GIST 恶性程度高，一旦发现，应尽量完整切除。小肠 GIST 常与周围组织发生粘连，瘤体质脆易破裂，手术过程中尤其要注意保证瘤体包膜完整，避免破裂造成腹腔种植转移。如果瘤体已经与相邻结构粘连侵犯，则可考虑联合脏器切除。因此，小肠 GIST 术前应充分评估瘤体情况，评估 R0 切除可能性，必要时先行新辅助化疗，待瘤体缩小后再行手术。

大肠 GIST 发病率为 4% ～ 6%，其中直肠 GIST 占一半。结肠 GIST 处理相对简单，常行结肠部分切除术，具体情况采取右半结肠、左半结肠、横结肠切除或结肠区段切除。若没有明确淋巴结转移证据，不必进行常规淋巴结清扫。直肠 GIST 因部位的特殊性，手术方式的选择应综合考虑，尤其是肿瘤距肛门的距离、肿瘤大小和肿瘤与周围脏器的关系。手术原则是在 R0 的前提下，尽量保留肛门括约肌功能。对于术前评估难以 R0 切除的、需要多脏器切除的或者术后影响脏器功能的直肠 GIST，术前可行病理活检及基因检测，诊断为 GIST 且基因型对伊马替尼敏感，可考虑伊马替尼靶向治疗，待瘤体缩小后再考虑手术。值得注意的是，由于直肠 GIST 术后复发率高，不能一味地追求保肛而丢失了根治性切除的机会。新辅助化疗后肿瘤未缩小或肿瘤靠近肛门的 GIST，可考虑行腹会阴联合切除术（Miles）或联合脏器切除。

腹膜后 GIST 属于胃肠道外 GIST（extra-GIST，EGIST），真正起源于后腹膜的 GIST 十分罕见，大多来源于胃体中上部或十二指肠降部和水平部。腹膜后 GIST 常由于临床表现隐匿，往往等到肿瘤增大引起压迫症状时才被发现，增加了手术难度。影像学上常不能完全与腹膜后肉瘤相鉴别，需等到术后病理检查才能确诊。肿瘤大小并不是手术方式和手术难度的决定因素，而是瘤体与周围脏器、血管粘连的情况。腹膜后 GIST 比腹膜后肉瘤更脆，更易破裂，极易造成播散转移，术中应格外小心。

（牟 一 吴春成 整理）

19. 手术治疗晚期胃肠道间质瘤的临床价值

晚期 GIST 可分为局部晚期原发性 GIST 和复发转移性 GIST。前者是指术前影像学评估或术中发现 GIST 侵犯周围脏器或局部淋巴结转移，但无远处转移者。广义的复发转移性 GIST 包括局部复发、腹腔种植转移及以肝脏转移为代表的远处脏器转移。据统计，手术后 GIST 局部复发率高达 40% ～ 50%，术后 5 年生存率 28% ～ 80%。在伊马替尼出现前，晚期 GIST 没有更为有效的治疗手段，无非就是选择手术治疗和非手术姑息性治疗。大量的研究显示，手术治疗的患者生存率与非手术患者无明显差异，还需要承担手术风险及高昂的手术费用。伊马替尼的出现对于 GIST 患者具有划时代的意义（后文将详细叙述），可明显改善晚期 GIST 患者的无进展生存期和总生存期，现已明确是晚期 GIST 的一线治疗方案。然而理论上，靶向治疗最终都会发生耐药，且有基因突变型的 GIST 对伊马替尼有原发性耐药，因此对于晚期 GIST 应当制定个体化方案，重视靶向药物治疗时代的外科手术价值。*c-kit* 外显子 11 突变的 GIST 与 *PDGFRA* 非 D842V 可获益，*c-kit* 外显子 9 突变的 GIST 术前采用高剂量（600mg/d 或 800mg/d）可能获益，而 *PDGFRA* D842V 突变 GIST、*c-kit* 外显子 13 或 17 突变天然耐药，野生型 GIST 是否获益尚待研究。二线药物舒尼替尼治疗 GIST，*c-kit* 外显子 9 突变和野生型 GIST 获益明显优于 *c-kit* 外显子 11 突变，对 *PDGFRA* D842V 和 D846V 突变天然耐药。术前应取得病理依据，且尽可能进行分子检测。

对于晚期 GIST 患者而言，如何用好手术这把刀使患者获益的难点和关键点在于手术适应证和时机的把握。新辅助化疗可使瘤体缩小，缩小手术范围，增加根治性手术切除的机会。在药物作用最大化、肿瘤未进展、全身情况较好的情况下手术，也就是最佳的手术时机。然而目前，国内外指南尚未统一术前用药的时间，常规推荐用药 4 ～ 12 个月，国内专家共识建议用药 6 个月时可考虑手术，术前一周停用分子靶向药物。严密的影像学监测是不可或缺的评估化疗效果和制定手术方案的手段，应尽可能通过多学科协作组（MDT，胃肠外科、肿瘤科、放射科、病理科、消化内科）共同参与评估。通常认为伊马替尼治疗有效的复发转移性 GIST 可通过外科手术干预获益，理论依据在于切除病灶减轻肿瘤负荷，避免患者出现耐药性肿物生长。伊马替尼治疗无效的复发转移性 GIST 患者，尚无明确证据证实手术可使其获益。对全身进展的患者，手术并不能延长生存期，反而增加手术并发症、降低患者生活质量。综上所述，对于晚期 GIST，应以分子靶向药物治疗为主，手术为辅，多学科合作，使患者获益最大化。

（牟 一 吴春成 整理）

20. 分子靶向药物治疗胃肠道间质瘤——革命性的突破

甲磺酸伊马替尼（imatinib mesylate，IM）是一种小分子酪氨酸激酶抑制剂，是跨膜信号转导抑制剂，通过竞争性结合受体酪氨酸激酶的 ATP 结合位点，抑制 *c-kit* 和 *PDGFRA* 的自身磷酸化，从而抑制下游信号分子的异常激活和下游信号转导，抑制肿瘤细胞增殖。2001 年，美国首次报道了伊马替尼治疗转移性 GIST 有效，同年，美国 FDA 批准伊马替尼进入临床使用。伊马替尼的出现给 GIST 患者的治疗手段和疗效带来了革命性的突破。即使手术完整切除病灶，GIST 术后复发率仍达

40% ～ 90%，伊马替尼问世前，GIST 患者中位生存期 10 ～ 18 个月；80% 的 GIST 患者对伊马替尼治疗反应率为 70% ～ 80%，中位生存期可达 5 年，1/3 的患者中位生存期 9 年。

当然，不同基因突变类型患者对伊马替尼的获益存在差异，这也是各大指南强烈建议化疗前行基因检测的原因。目前已明确的是最佳适应证（400mg/d）：*c-kit* 外显子 11 突变、*PDGFRA* 非 D842V 突变加大剂量治疗（600mg/d 或 800mg/d）：*c-kit* 外显子 9 突变原发耐药：*PDGFRA* D842V 突变、*c-kit* 外显子 13 突变、*c-kit* 外显子 17 突变。目前对于伊马替尼使用时限不同国家指南尚不统一，欧美倾向于中高危组患者术后使用伊马替尼至少≥ 1 年；亚洲国家包括韩国、日本等则更倾向于术后长期服用伊马替尼，除非产生耐药性、严重不良反应或其他不可抵抗因素。而我国指南则推荐中危患者至少 1 年，高危患者至少 3 年，肿瘤破裂者需延长使用时间。新辅助化疗用于非转移性可切除肿瘤，目的是减少手术范围和并发症，减少术中种植转移风险，提高患者预后。适应证包括术前评估难以达到 R0 切除；肿瘤体积巨大，术中易造成医源性播散；特殊部位肿瘤；术前评估虽可完整切除，但手术风险大；需要多脏器联合切除。通常情况下发生治疗最大反应可能需要 6 ～ 12 个月，而一般 GIST 病灶明显缩小发生在 4 ～ 6 个月。我国指南推荐服用 6 个月伊马替尼后可考虑手术，术前 1 周停用伊马替尼。新辅助化疗前需取得病理证据，且进行基因检测，以决定化疗药物及剂量。

当然伊马替尼并不是对所有基因型 GIST 敏感，甚至有的基因型 GIST 是原发耐药，或者连续使用 2 年后产生耐药性，此时需考虑使用二线或三线靶向治疗药物。二线药物舒尼替尼是一种能够选择性地抑制多个受体酪氨酸激酶的新型药物，欧美 2014 年指南推荐对于使用伊马替尼无效的 GIST，可考虑使用舒尼替尼。现已明确对 *c-kit* 外显子 9 突变效果最好，对部分野生型 GIST 也显示出良好效果。有报道经伊马替尼及舒尼替尼治疗失败后，使用三线药物瑞戈非尼也取得良好的效果。

（牟 一 整理）

21. 腹腔镜切除胃肠道间质瘤取得长足进展

GIST 质脆、易破碎，一旦肿瘤破裂极易引起医源性种植播散，而腹腔镜缺乏精细触觉反馈，这就是目前为止国内外指南都没有积极推荐作为主要手术方式的原因之一。然而越来越多的研究报道证实，对比腹腔镜与开腹手术，肿瘤完整切除率、术后生存率、肿瘤复发率无明显差异，但腹腔镜组有总体并发症少、经口进食早、住院时间短、肛门排气早等优点。腹腔镜治疗 GIST 的基本原则就是保证瘤体完整切除，保持肿瘤的完整性，避免瘤体破裂。因此术前对疾病的评估尤为重要。腹腔镜适应证大体为：肿瘤直径＜5cm，影像学检查提示边界清楚、质地均匀、无胃肠道外侵犯和腹腔转移征象。国内外指南已将肿瘤大小从 2cm 放宽到了 5cm，也有报道超过 12cm 的 GIST 在腹腔镜下成功全胃切除。常见的腹腔镜 GIST 切除方式有腹腔镜胃楔形切除术、腹腔镜胃腔内手术、腹腔镜经胃壁胃腔内手术（图 27、图 28）。

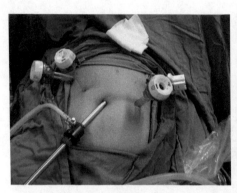
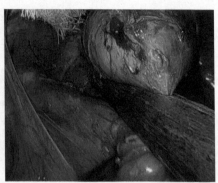

图 27　腹腔镜手术时腹腔镜器械进入腹腔　　图 28　腹腔镜下显露间质瘤瘤体
　　　　的位置

　　然而单纯腹腔镜切除肿瘤同样存在局限性，如：肿瘤较小时腹腔镜下难以定位；位于食管胃连接部或胃小弯近幽门部肿瘤，局限性切除后易造成贲门或幽门狭窄和部分功能丧失；对于巨大的肿瘤，难以实现肿瘤无接触技术（no touch），难以保证肿瘤完整切除、无腹腔播散等。腹腔镜胃镜双镜联合（LECS）治疗 GIST，则能弥补上述不足，近年来受到越来越多研究者的青睐。若肿瘤为内生型，未侵及浆膜层，且无周围脏器及淋巴结转移，但术前评估单纯内镜切除难度大，可能出现大出血、穿孔风险，则考虑以胃镜为主、腹腔镜为辅（LAET）进行切除。确已发生穿孔的，及时中转为腹腔镜切除，术中使用"取物袋"，避免肿瘤细胞进入腹腔。该术式优点为：①对于贲门、幽门、胃小弯等处的肿瘤在腔镜监控下内镜技术切除肿瘤，保留了幽门及贲门，局限性切除小弯侧肿瘤，常因损伤了迷走神经而导致术后胃排空障碍、胃酸分泌等，胃镜下切除能避免该问题；②缩短手术时间；③尽量减少因穿孔导致的肿瘤细胞脱落入腹腔；④尽量保留了胃的正常解剖结构，保留胃的生理功能，减少手术相关并发症。

最常用的双镜联合方式为胃镜辅助的腹腔镜技术（EALT），我们的原则是，对于术前评估不能首选内镜切除为主的病例，则考虑腹腔镜为主切除。在 EALT 中，胃镜的作用主要为：术中准确、快捷定位，节约手术时间，避免了过多切除正常组织；对于特殊部位，如贲门、幽门、胃小弯侧的肿瘤，在外翻式切除中，最大限度地保留组织，尽量避免术后狭窄（外翻式切除适合于肿瘤表面胃黏膜完整者，不适合有溃疡者）；在腹腔镜直线闭合器夹闭肿瘤前，胃镜从胃腔内、腹腔镜从胃腔外同时观察胃壁切缘是否达到要求，避免肿瘤不完全切除及所造成的腹腔转移，尤其是胃镜观察可避免术后狭窄；腹腔镜切除肿瘤后从胃腔内观察有无出血；肿瘤切除后，经胃镜向胃腔内注气，经腹腔镜向腹腔内注水，观察有无气泡冒出，避免吻合口漏的发生。如有气泡冒出，可于胃镜下寻找漏口，以钛夹夹闭或在腹腔镜下进行缝合。

（牟 一 整理）

22. 内镜下切除肿瘤是可选择的治疗手段

由于间质瘤多起源于黏膜下层及固有肌层，加上近年内镜技术的普及以及器械和附件的发展，内镜下切除体积较小的早期GIST 是可行的。Davila 和 Faigel 分别在 2003 年提出使用内镜治疗 GIST，此后报道日益增多。内镜治疗 GIST 争议的焦点仍是：① GIST 存在复发转移风险，打开了腹腔，就存在腹腔种植播散的可能性；②切除过程中，瘤体有落入腹腔的可能性且不易取出，增加了腹腔污染和种植转移的风险。如果在内镜下完整切除肿瘤且没有腹腔穿孔的前提下，由于没有瘤体细胞向腹腔种植播散的风险，那么，内镜下切除就可能取得成功并被广泛接受。内镜切除时，避免穿孔的前提条件应该是：①内生型，即肿瘤向胃腔内生长；②浆膜完好、完整，即便肿瘤位于固有肌层，只要小心分离，完好的浆膜就可以作为避免穿孔的最后一道屏障。GIST是否内生型及是否浆膜完好则可以通过胃镜、超声内镜、CT 等检查基本判断出来。如果内镜下切除无胃壁穿孔，则避免了瘤体与腹腔接触且几乎没有对瘤体牵拉触碰。因此，如何选择合适的病例进行内镜下切除是内镜治疗成功且避免复发的关键。选择术中、术后穿孔风险小且一次性完整切除可能性大的病例，也是我们团队制定内镜切除适应证的要点。内镜切除 GIST 的适应证和禁忌证国内外都没有明确的界定，以下将列出我的团队的适应证与禁忌证标准。

　　结合包块腔内所占瘤体体积比例和包块活动度、肿瘤是否侵及浆膜层，我们将 GIST 包块在内镜下表现分为 5 型：A 型：腔内所见占瘤体 4/5，且活动度好（++），超声内镜及 CT 均未发现肿瘤侵及浆膜层（图 29）；B 型：腔内所见占瘤体 4/5，但活动度一般（+），或者腔内所见占瘤体 3/5，但活动度好（++），超声内镜及 CT 均未发现肿瘤侵及浆膜层（图 30）；C 型：腔内所见占瘤体 3/5，且活动度一般（+），或者活动度差（-）（图 31）；D 型：腔内所见占瘤体 2/5（图 32）；N 型：不论瘤体特点及活动度，超声内镜或 CT 发现其侵及浆膜层或突出腔外。基于此，我们考虑行内镜下切除的适应证为：瘤体直径为 2.0～5.0cm；GIST 瘤体分型为 A 型或 B 型；超声内镜及 CT 提示肿瘤无邻近或远处器官淋巴结转移。禁忌证为：非原发的 GIST；肿瘤表面溃疡，瘤体分型为 C 型、D 型、N 型；肿瘤直径≥5.0cm；超声内镜表现：周围淋巴结转移或周围器官转移，肿瘤边界不清或侵及浆膜层；腹部增强 CT：周围淋巴结转移或周围器官转移，肿瘤边界不清或侵及胃壁以外。

A 型

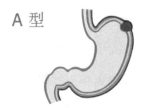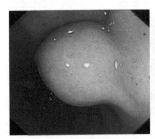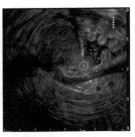

图 29　GIST 分型 A 型（中图：A 型内镜图；右图：A 型超声图）

B 型

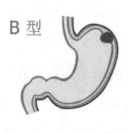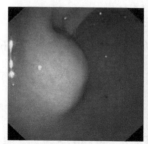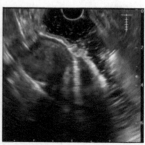

图 30　GIST 分型 B 型（中图：B 型内镜图；右图：B 型超声图）

C 型

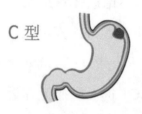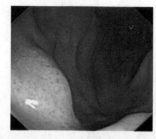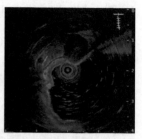

图 31　GIST 分型 C 型（中图：C 型内镜图；右图：C 型超声图）

D 型

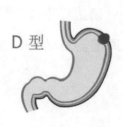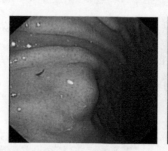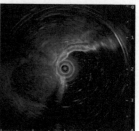

图 32　GIST 分型 D 型（中图：D 型内镜图；右图：D 型超声图）

如果符合上述适应证而没有禁忌证的患者可以根据情况选择内镜黏膜下剥离术（endoscopic submucosal dissection，ESD）、套扎术、内镜全层切除术（endoscopic full-thickness resection，

EFTR）以及经黏膜下隧道内镜切除术（submucosal tunneling endoscopic resection，STER）等内镜治疗措施。

（1）ESD：随着人们对内镜下治疗的认识逐渐深入，以及内镜技术的日臻成熟，ESD 为胃肠道黏膜下肿瘤的内镜下微创治疗提供了可能性。首先用电刀在瘤体表面正常黏膜做标记，然后在边缘预切开，使用钩刀、针形刀、海博刀等器械在黏膜下层沿瘤体表面进行剥离，最终达到完整、大块切除的目的。由于该方式可将瘤体切除，获得完整病理诊断，可指导下一步治疗方案的制定（包括是否需要使用药物治疗）。

（2）套扎术：该项技术利用套扎器的套扎圈将瘤体完全套扎，致使瘤体缺血坏死，自行脱落。术中可由超声内镜确认是否套扎完全，以保证瘤体套扎的完整性。但是对于起源于固有肌层的肿瘤，有时很难将瘤体完全套扎，容易导致肿瘤残留。该技术操作简便，并发症少，但肿瘤脱落时间不易确定，且其脱落时有引起消化道出血的可能。更值得注意的是，该项技术不能获得最终病理标本，从而不能对肿瘤性质做出评价。

（3）EFTR：EFTR 技术可看作是 ESD 的衍生，可以弥补 ESD 难以对向腔外生长的肿瘤进行完整剥离，并且容易造成出血、穿孔等并发症的不足。该技术主要特点是在剥离至肌层后使用钩刀或针形刀直接切开瘤体周围组织的浆膜层，吸尽术野周围胃液，沿瘤体周围连带浆膜组织一同完整切下，最后使用尼龙绳、金属夹等缝合创面，也可用大网膜包裹穿孔处。但是 EFTR

技术对内镜医师技术要求高，对于术中止血以及创面缝合有极高的要求。术后一旦出现腹膜炎征象须及时手术探查。

（4）STER：相比于 ESD、EFTR，STER 有较高的安全性，其优点在于切开肿瘤口侧黏膜后沿黏膜下层隧道潜行直达瘤体，直视下将瘤体逐步完整大块切除，能保持黏膜表面的完整性，降低创面感染的风险，但仍有关于气胸、皮下气肿、气腹等并发症的报道。

华西医院消化内镜中心曾就基线水平相同的接受外科手术和内镜手术的 GIST 患者进行对比研究，两组完整切除率、术后复发率、手术相关死亡率无统计学差异，而内镜组住院时间更短、手术费用更低、围手术期并发症更少。选择合适的 GIST 病例，由经验丰富的内镜医师操刀是保证完整切除 GIST 的关键，就其适应证和远期疗效有待更进一步的前瞻性研究。截至目前对我中心 2007—2013 年 60 多例 GIST 内镜切除的患者随访，无一例复发。

病例报道

胃巨大 GIST 内镜下切除

患者女性，65 岁，因上腹部不适 3 个月行胃镜检查发现胃底巨大包块，表面光滑，未见溃疡形成（图 33）。腹部增强 CT 显示病变向胃腔内生长，与胃壁分界不清（图 34）。该患者在内镜下以针状刀进行剥离切除（图 35），手术顺利，术中术后无明显并发症，术后恢复好，术后 3 个月复查胃镜显示创面愈合良好（图 36）。

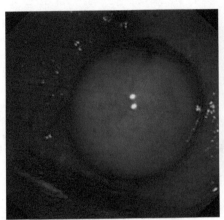

图 33　胃镜检查发现胃底巨大包块

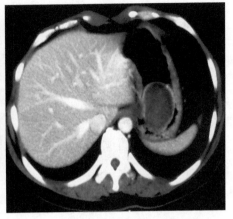

图 34　腹部增强 CT 显示病变向胃腔内生长，与胃壁分界不清

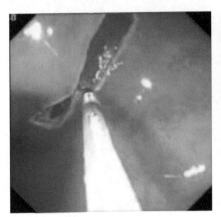

图 35　内镜下以针状刀进行剥离切除

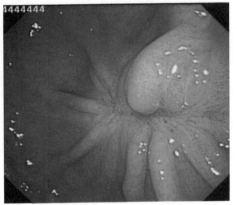

图 36　术后 3 个月复查胃镜

（牟　一　吴春成　整理）

23. 规范化的术后随访至关重要

恶性肿瘤预后是肿瘤恶性程度、治疗效果、机体免疫等各项因素综合博弈的结果，具体到 GIST，则主要关系到肿瘤是否完整切除、伊马替尼治疗是否有效等。即使接受了成功的外科手术并接受了规范化的辅助治疗，且有治疗反应，GIST 仍有一定复发率，术后 1 年复发率约 10.4%。规范化的术后随访能及时发现各种问题，从而指导临床调整治疗方案。GIST 常见的复发形式是肝转移性和腹膜播种性复发以及局部复发。我国共识指南的推荐如下：中、高危患者，应该每 3 个月进行 CT 或 MRI 检查，持续 3 年，然后每 6 个月一次，直至 5 年，5 年后每年随访一次；低危患者，应每 6 个月进行 CT 或 MRI 检查，持续 5 年；至少每年 1 次胸部 X 线检查，在出现相关症状的情况下推荐进行 ECT 骨扫描。

（牟　一　整理）

最具争议的小胃肠道间质瘤

24. 小胃肠道间质瘤不只是体积小的胃肠道间质瘤

毋庸置疑，外科手术是治疗 GIST 的首选方案。随着 GIST 诊断意识的提高和消化内镜的普及，大量直径小于 2cm 的 GIST 被发现，检出率（2.9% ～ 35%）明显高于临床 GIST 发病率（0.001% ～ 0.002%）（图 37）。2010 年美国 NCCN 指南首次提出小 GIST 概念，把直径小于 2cm 的胃 GIST 称为小 GIST，之后一直沿用此概念。国内共识定义直径小于 1cm 的 GIST 为微小 GIST。小 GIST 男女比例为 1.28 ～ 4.83：1，老年人多发，尤其好发于胃，其次为小肠、直肠、十二指肠。绝大部分小 GIST 无明显临床症状，仅少部分文献报道认为小 GIST 也常引起腹痛、腹胀、反酸、嗳气等，可能是由于 Cajal 间质细胞数量增加影响了内脏动力的正常运行。

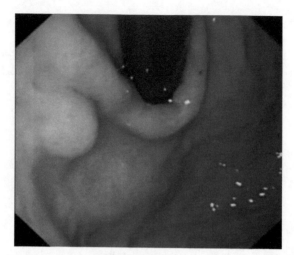

图 37 小 GIST 内镜所见：黏膜下隆起 0.6cm×0.8cm，
表面光滑，触之质硬，黏膜下可滑动

（牟 一 整理）

25. 小胃肠道间质瘤诊断方法与胃肠道间质瘤略有不同

目前诊断或发现 GIST 主要包括胃镜、肠镜、小肠镜、胶囊内镜、超声内镜、增强 CT 等检查。内镜是诊断 GIST 最有效、最常用的手段，可以直视发现黏膜下病变。但小 GIST 常具有外生性即壁外性生长特点，降低了内镜诊断的敏感性。超声内镜能有效鉴别黏膜下病变与脏器外压，是诊断 GIST 的有力工具。有报道超声内镜对诊断直径小于 3cm 的黏膜下病变敏感性为73.3%。超声内镜引导下穿刺活检虽能获得病变组织，提高诊断准确率，然而对于直径小于 2cm 的 GIST 操作难度高，且常常无法获得足够的组织量。另外由于 GIST 质脆容易出血，穿刺会增加医源性肿瘤播散的风险。故小 GIST 不倾向于常规穿刺活检以明确诊断。腹部 CT 能够帮助了解小 GIST 的腔外生长情况，对于诊断 GIST 的作用越来越重要，尤其对于小肠 GIST。CT 对于直径大于 2cm 的 GIST 敏感性约 87%，而对于直径小于 2cm 的小 GIST，发现率约为 38%。因此，超声内镜结合腹部增强 CT 是诊断小 GIST 较为理想的手段（图 38）。近年来不乏致力于增强 CT 影像学特点与 GIST 恶性程度的相关性研究，但对于直径小于 1cm 的 GIST 似乎意义不大。

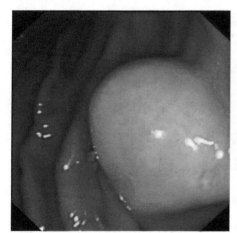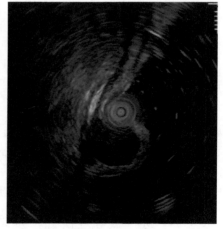

图 38　胃间质瘤内镜（左图）和超声（右图）图像

（牟　一　整理）

26. 大部分小胃肠道间质瘤生物学行为是良性的

小 GIST 的治疗观点一直极具争议，部分研究甚至得出截然相反的结论。归根结底在于发病机制、生长规律尚未完全明了，临床上又缺乏大宗的循证级别较高的报道。以往认为，所有 GIST 都具有恶性或恶性潜能，但近期大量关于小 GIST 研究报道显示大部分小 GIST 形态学呈良性、非侵袭性，生物学行为良性、惰性生长，镜下未见核分裂象或核分裂数极低，无核异型性，提示小 GIST 可能属于良性或自限性疾病。但这一类研究几乎都是通过其他恶性肿瘤的术后标本或尸解所获得的标本，对其真正生物学行为无法准确了解。也有小部分 GIST 出现了完整切除后复发，核分裂象大于 5/50HPF。小 GIST 最常见的组织学类型为梭形细胞型，其次为混合型，上皮样细胞型最少见。如前文所述，超过 85% 的 GIST 会发生 *c-kit* 或 *PDGFRA* 基因突变，但大间质瘤两种基因突变相排斥，不会同时发生在一个病例中（前文已述），而超过半数的小间质瘤可同时出现两种基因发生突变。小 GIST 发生率远高于大 GIST，仅有极少部分会发展为 > 2cm 的 GIST。那么小 GIST 是否为 GIST 早期阶段抑或只是良性肥大性增生，甚至某些小 GIST 并不表现为单克隆性肿瘤性增殖，目前尚不能确定。2010 年 Rossi 等对直径 < 2cm 的 170 例原发 GIST 进行回顾性研究，发现微小 GIST（microGIST，直径小于 1cm）增殖明显低于小 GIST（milliGIST，直径 1～2cm）。微小 GIST 显示了更低的突变率，尤其是 *c-kit* 突变和新突变。由此表明这些病变的增殖可能是由于持续性的、微弱的致病原所致，支持流行病学调查数据提出的微小 GIST 是自限性疾病这一观点。

目前临床广泛使用的评估 GIST 预后因素，包括肿瘤大小、核分裂象、原发部位、肿瘤是否破裂，主要基于 2008 年 NIH 发布的危险度分级修订版。该研究虽为大样本病例研究，但是对于胃或小肠直径＜ 2cm 的且核分裂象＞ 5/50HPF 的病例数研究十分有限。

Rossi 等的回顾分析发现，仅有 1 例直径为 1.5cm 核分裂象＞ 5/50HPF 的直肠 GIST 和 1 例直径为 2cm 且核分裂象为 0 的小肠 GIST 术后复发。Miettinen 等一项纳入 1765 例 GIST 的回顾性研究指出，116 例直径≤ 2cm 且核分裂象＜ 5/50HPF 的 GIST 患者，术后无一例复发；8 例直径≤ 2cm 且核分裂象＞ 5/50HPF 的患者，术后无一例复发。Miettinen 的另外一项纳入 906 例空回肠 GIST 的回顾性研究指出，69 例直径≤ 2cm 且核分裂象＜ 5/50HPF 的患者术后无复发；而 2 例直径≤ 2cm 且核分裂象＞ 5/50HPF 的患者，1 例死亡；研究将后者归为高危，文中也明确注明病例数少。我国一项 143 例胃小 GIST 的回顾性研究发现，术前超声内镜均未表现高风险因素，术后病检提示 4 例（2.8%）呈中度侵袭危险性，3 例（2.1%）呈高度侵袭危险性，7 例 GIST 直径都大于 1cm。由此认为术前超声内镜预估恶性程度的作用有限。2012 年 ESMO 指南指出：直径＜ 2cm 的 GIST，若核分裂象＜ 5/50HPF，定义为极低风险；若核分裂象＞ 5/50HPF，尚无足够证据评估恶性程度。2013 版 NCCN 指南首次引用 AFIP 6 级 8 分类风险评估，分别对胃和小肠原发局限性 GIST 术后复发风险进行评估，并首次指出胃和小肠直径＜ 2cm 的 GIST 且核分裂象＜5/50HPF 的小 GIST 考虑良性肿瘤。国内 2013 年最新共识也参考了 AFIP 风险评估，认为虽然核分裂象＞5/50HPF 的小 GIST 病例较少，但临床应视为可复发风险组，需定期随访观察。2016 年版 NCCN 指南中 GIST 生物学预测表格中新增一条：直径≤2cm，核分裂象＞5/50HPF，转移或肿瘤相关病死率＜4%。肿瘤破裂术后复发风险极高，不论大小、核分裂象，均应划分为高危 GIST。近年来 GIST 肿瘤部位引起广泛关注，尤其对于小 GIST，胃和非胃原发性 GIST 应区别对待。因为小肠小 GIST 有切除后复发转移的报道，因此建议无论核分裂象多少，只要是小肠的 GIST 均考虑完整切除。几乎一致认为发生在小肠、直肠的小 GIST，若核分裂象＞5/50HPF，不论大小均具有高度恶性潜能，尽管临床病例数较少。

（牟　一　整理）

27. 小胃肠道间质瘤需个性化治疗

目前国内外指南对于没有症状的胃部小 GIST，均建议定期内镜随访。如果随访过程中瘤体增大或超声内镜表现出危险因素：边界不规整、强回声、不均质回声、溃疡或囊性结构，则建议切除治疗。那么内镜随访小 GIST 安全性如何，间隔周期多长最合适呢？2016 年最新版的 NCCN 指南指出，不具有超声内镜高危特征的直径＜2cm 的胃小 GIST，需要定期内镜随访监测。

删除了以往的间隔 6～12 个月随访内镜，结合新增的一条生物学行为预测（直径≤2cm，核分裂象＞5/50HPF，转移或肿瘤相关病死率＜4%），可能是考虑到过于频繁的内镜随访费效比不高，且可能导致患者依从性下降。若胃 GIST 直径≤2cm，核分裂象≤5/50HPF，转移或肿瘤相关病死率为 0，则从另一方面证实了内镜随访的安全性。Maro 对 71 例直径＞1cm 的胃黏膜下肿瘤，其中 44 例超声内镜考虑 GIST 进行中位时间 12 年的随访，无一例发生死亡及相关并发症。Miyakazi 等对 100 例黏膜下病变的手术患者进行回顾分析发现，23 例患者在长期内镜随访过程中因瘤体增大而手术，核分裂象≤5/50HPF 组随访时间明显长于核分裂象＞5/50HPF 组，提示恶性程度较高的 GIST 生长速度较快。Lachter 等回顾分析了 11 年内超声内镜监测的 70 例平均直径为 20.5mm 的 GIST 患者，发现直径＞17mm GIST 更易出现瘤体增大。另一个中位随访期 24 个月的回顾性研究，50 例直径＜3cm 的胃 GIST，指出直径＞14mm 的 GIST 更易出现瘤体增大并伴有症状。文章指出直径＞15mm 的 GIST 应适当增加随访频率。但对于小肠或结直肠小 GIST 随访的研究鲜有见之。

综上所述，笔者认为：①原发于胃的小 GIST，若无临床症状，超声内镜显示未合并不良因素，可以定期超声内镜随访，随访时间根据患者自身情况、随访期间瘤体变化情况、超声内镜情况综合考虑（建议 12～24 个月）；②发生于小肠或结直肠的小 GIST，无论核分裂象多少，一旦发现，建议尽可能切除；③术中偶然发现的小 GIST，如有可能尽量切除。手术的基本原则是保证完整切除瘤体和切缘阴性。小 GIST 治疗原则同 GIST 一样，保证肿瘤完整切除及阴性切缘，术后根据危险度分级决定是否追加化疗。具体手术方式请见前文"GIST 切除方法"。值得注意的是，大部分小 GIST 具有外生性壁外性生长倾向，对此类 GIST 内镜治疗应持谨慎态度，若考虑内镜切除应在术前充分评估操作可行性，尽力避免腹腔污染。小 GIST 作为本来可以随访观察的病例，如果造成腹腔污染或出现其他并发症，感觉是得不偿失。

（牟 一 整理）

平滑肌瘤治疗方案

28. 内镜下切除可作为小平滑肌瘤的治疗选择

由于消化道平滑肌瘤多起源于黏膜肌层或固有肌层，加上近年来内镜技术的普及以及硬件和附件的发展，因此内镜下切除体积较小的平滑肌瘤是可行的。但目前仍未建立关于平滑肌瘤的内镜切除适应证及治疗标准。

如果肿瘤经评估可通过内镜切除，具备相关设备及技术条件的医学中心可酌情选择 ESD、套扎术、EFTR 以及 STER 等内镜治疗措施。

（1）ESD：ESD 为胃肠道黏膜下肿瘤的微创治疗提供了可能，这得益于人们对内镜下治疗认识的逐渐深入，以及内镜技术的日益成熟。ESD 操作流程较为成熟，首先用电刀标记瘤体范围；然后在标记点边缘预切开，使用电刀（钩刀、海博刀，或者针形刀等器械）在黏膜下层沿瘤体表面进行剥离，最后完整切除瘤体，该方式可获得完整的病理诊断。虽然不少研究者认为较大的平滑肌瘤（≥5cm）是内镜手术的禁忌证，但仍有较多学者报道通过内镜切除较大平滑肌瘤的研究。笔者团队在 2011 年 GIE 杂志曾报道 5 例较大食管平滑肌瘤内镜下摘除术。其中最小者 4.0cm×2.5cm，最大者 12cm×2.5cm，均全部通过内镜摘除。若瘤体较大，可先将其推入胃腔，切成小块后再分次取出。虽然有 2 例术后出现纵隔及皮下气肿，但均通过 2 天保守治疗缓解。我们认为，对于术中穿孔可采用钛夹或钛夹联合尼龙圈技术进行闭合治疗。术后超声内镜、CT 等复查未见肿瘤残余，随访无复发。

（2）套扎术：该项技术将瘤体用套扎圈完全扎住，使瘤体因缺少血供而坏死，并使其自行脱落。术中可利用超声内镜确认套扎是否完全。该项技术的优点在于操作简单，并发症少，但是不易确定肿瘤脱落时间，并且瘤体脱落时有引起消化道出血的可能。不过值得注意的是，瘤体因为坏死而不能用于病理检查，因此不易对肿瘤良恶性进行判断。

（3）EFTR：采用 ESD 治疗向腔外生长的肿瘤时，往往难以完整剥离，且容易造成出血、穿孔等并发症，而 EFTR 技术作为 ESD 的衍生可以弥补这些不足。该项技术的主要操作步骤为：①在剥离至消化道肌层后，直接使用电刀切开瘤体周围的浆膜；②将术野周围的胃液吸尽，完整切除瘤体及周围浆膜；③创面可使用金属夹关闭，也可使用尼龙绳缝合，大网膜亦可用于包裹穿孔处。但是 EFTR 技术对内镜医师技术要求高，尤其是术中止血以及创面缝合。术后如果出现腹膜炎征象，必须及时手术探查。

（4）STER：相比于 ESD、EFTR，STER 有较高的安全性。其关键在于建立黏膜下层隧道。在切开肿瘤口侧的黏膜后，内镜可沿隧道直达瘤体，随后在直视下逐步完整、大块地切除肿瘤。其优点在于能够保持黏膜表面的完整性，减少创面感染。尽管有诸多优点，但仍有关于气腹、气胸、皮下气肿等并发症的报道，一般可予以保守对症治疗。

（张宇航　整理）

病例报道

食管平滑肌瘤

患者男性，56 岁，因吞咽梗阻感 2 年行食管造影检查发现食管下段扩张，近贲门处食管狭窄（图 39），胸部增强 CT 显示食管下端包块，与食管壁分界不清（图 40）。胃镜检查显示食管下端一条状包块，表面光滑，未见溃疡形成，包块向腔内突出，触之质硬，活动度差（图 41）。超声内镜显示包块呈低回声，内部回声均匀，病变边界清，来源于固有肌层（图 42）。该患者进行了内镜下切除术，手术顺利，标本横截面直径约 2.0cm，长度约 9.5cm。术后未出现出血及穿孔等并发症，术后复查胃镜，创面愈合良好（图 43 ～图 47）。

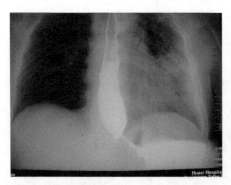

图39 食管造影显示食管下端梗阻

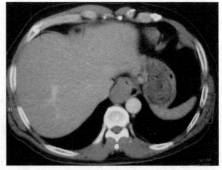

图40 胸部CT显示食管下端包块，与食管壁分界不清

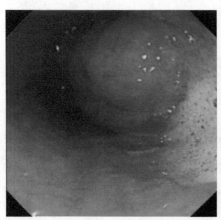

图41 胃镜显示食管下端包块，表面光滑，向腔内突出

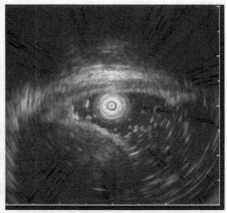

图42 超声内镜显示包块呈低回声，来源于固有肌层

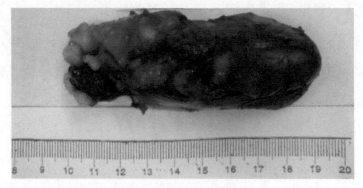

图43 内镜切除术后标本

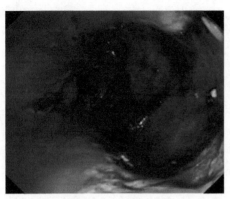
图 44　术后创面

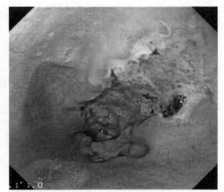
图 45　术后 1 个月内镜复查

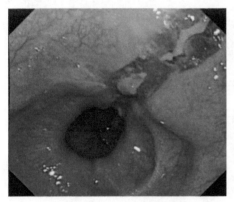
图 46　术后 3 个月内镜复查

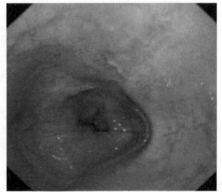
图 47　术后 6 个月内镜复查

（吴春成　整理）

29. 外科手术是平滑肌瘤的传统治疗方式

（1）食管平滑肌瘤：食管平滑肌瘤为常见的食管黏膜下隆起性病变，约占良性食管肿瘤的 70%。根据术前影像资料，临床上按肿瘤生长的形态、数量、部位以及肿瘤横径及纵径长度等将食管平滑肌瘤分为4型。Ⅰ型为微小肿瘤型，肿瘤横径＜1cm；Ⅱ型为普通型，肿瘤横径1～5cm；Ⅲ型肿瘤纵径＞10cm、横径＞5cm，称巨大肿瘤型；Ⅳ型为不规则型，包含多发性肿瘤。有学者认为肿瘤长度＜1.0cm且无症状或症状较轻，或术中难以定位的可定期随访；也有学者认为：对于确诊的平滑肌瘤，若无手术禁忌证，均应积极进行外科干预。但目前关于食管平滑肌瘤的外科切除适应证尚无统一意见，故各单位应结合本单位实际情况选择合适的适应证。外科手术目前可采用传统开胸手术，以及电视胸腔镜手术两种方式。

传统开胸选择的切口有左胸后外侧切口，经右胸后外侧切口，也有腋下S形小切口。对于单纯肿瘤摘除者可进行肌层修补术；而对于肿瘤摘除＋食管部分切除者则需根据肿瘤部位选择弓上或者弓下吻合重建消化道。有中心提出：如果出现以下五种情况，需行肿瘤及食管部分切除：①Ⅲ型肿瘤，瘤体摘除后食管黏膜损伤，破损过大无法修补；②肿瘤与正常黏膜粘连紧密，难以完全剥离；③怀疑存在恶变可能；④多发性肿瘤；⑤肿瘤侵犯贲门。必要时可加强纵隔胸膜、膈肌瓣及下肺韧带、游离大网膜，以及空肠造瘘术，防止术后食管瘘及食管憩室发生。如并发胸膜炎或胸腔粘连、肺大疱、下段食管憩室，则可同时行胸膜剥脱术、肺大疱结扎或切除术及食管憩室切除术。

虽然外科手术操作简单方便，但却是"小手术，大切口"，不仅创伤大，而且对呼吸、循环系统影响大，术后恢复慢且并发症不可控。因此，具有能够弥补开胸手术不足，且能达到相同手术效果的电视胸腔镜手术这一微创治疗方式正在逐渐替代传统术式。手术一般通过侧胸壁 3 ～ 4 个 1.5 ～ 2.5cm 的切口完成。术前或术中对瘤体进行定位，首先电凝切开纵隔胸膜；再使用钝性及锐性的方式分离食管周围疏松组织；然后切开肿瘤包膜，分离周围间隙；最后摘除瘤体并观察有无黏膜破损。若有黏膜穿孔则需立即缝合修补，瘤体切除完毕后间断缝合食管肌层。最后关闭纵隔胸膜，完成手术。

有学者认为Ⅱ型肿瘤主要选择传统术式，但仍可考虑经电视胸腔镜切除；而Ⅲ～Ⅳ型肿瘤仍以传统开胸手术为主。但亦有学者认为，当瘤体＞ 1.0cm、尚未恶变时，胸腔镜手术的选择可不受限于肿瘤大小，因其报道的 2 例食管平滑肌瘤大小分别为 10cm×7cm×4cm 和 8cm×6cm×3cm，均在电视胸腔镜辅助下摘除。虽然目前尚无统一标准，且胸腔镜手术逐渐成为趋势，但各单位应结合自身条件和患者病情选择合适的手术方式。

（2）胃肠平滑肌瘤：除食管外，平滑肌瘤在胃、小肠、结直肠均有报道。21 世纪初由于免疫组化及基因突变的研究，极大地推动了关于 GIST 的基础和临床研究。以往在胃肠道诊断为平滑肌瘤、平滑肌肉瘤的肿瘤，大部分实则为 GIST。由此，胃平滑肌瘤罕有报道，而小肠平滑肌瘤、平滑肌肉瘤仍有报道。由于胃肠平滑肌瘤、平滑肌肉瘤及间质瘤大多数起源于固有肌层，少数起源于黏膜肌层，大多数病变不能通过内镜、超声内镜及影像学检查明确其性质，因此，对于来源于固有肌层和黏膜肌层的病变，其处理原则与间质瘤相似。据文献报道，平滑肌肉瘤一般＞3cm，表面常有糜烂或溃疡形成，超声内镜下回声不均匀或内部出现液性暗区，边界不规则。因此，对于表面有糜烂或溃疡，超声内镜显示有上述改变的黏膜下包块，建议行切除治疗。外科手术方式可采用传统开腹，或者腹腔镜手术。

开腹手术对瘤体定位较准确，且可直接扪及瘤体及其大小。一般需切除瘤体及部分器官，并做消化道重建，切除范围视肿瘤大小及术中冰冻切片结果而定。如果病灶＜1.0cm，也可行局部切除。手术原则包括：①若采取局部平滑肌瘤切除，应同时切除肿瘤周围 2.0～3.0cm 的管壁，若术中冰冻病理证实为恶性，则需扩大切除范围保证尽可能地减少瘤细胞残留；②平滑肌肉瘤属恶性肿瘤，其切除范围与癌相同；③如果肿瘤直径＞3.0cm，或冰冻病理难以明确良恶性，则将其视为恶性，需进行根治性切除；④由于平滑肌肉瘤以血行转移为主，故可不必行淋巴结清扫，如发现淋巴结肿大，可予以适当清扫局部淋巴结。小肠、结直肠平滑肌瘤亦可参照相应部位的肿瘤切除原则进行外科切除。

腹腔镜手术术中对肿瘤定位较开腹困难，不能避免消化道重建，手术范围与开腹相当，且有引起肿瘤破裂以及腹腔种植的可能，故原则上不推荐常规使用。但不论在手术耗时、失血量、术后胃肠功能恢复时间，还是住院时间等指标上，腹腔镜手术均显著优于开腹手术。因此有经验的医学中心可结合患者的具体情况，视肿瘤部位及大小酌情选择腹腔镜切除。合适的病例还可选用达·芬奇机器人进行手术。

（张宇航　整理）

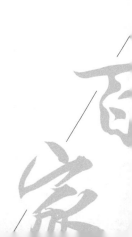

胃肠道神经内分泌肿瘤治疗手段应多样化

30. 局限性胃肠道神经内分泌肿瘤的首选治疗是完整切除

与胃肠道大多数恶性肿瘤的治疗原则一样，外科手术是治疗局限性 GI-NEN 的首选方案，而且也是目前唯一的根治性治疗方法。凡是未发生腹膜及腹腔外转移、未合并有 GI-NEN 所致的右心功能不全，或者已经发生肝转移但分化良好且可以切除的局限性 GI-NEN，均应予以手术切除。手术方式和切除范围的选择主要取决于肿瘤的部位、大小、侵犯深度和生物学行为。局限性 GI-NEN 应保证病变完整地切除，且切缘应保证阴性。

近年来，由于消化内镜技术的不断发展和进步，越来越多的 GI-NEN 能够在早期被发现，并且较少侵犯淋巴结和发生远处转移，有很大的概率能够进行局部切除。内镜下肿瘤切除是一种微创治疗，能带给患者多项益处，包括术后恢复快、住院时间短、医疗费用低等，而且随着该技术的日益成熟，术中及术后并发症的发生率及死亡率都相对较低。多种内镜治疗技术，如圈套切除术、透明帽吸引圈套切除术、皮圈套扎都被认为是 GI-NEN 可行且具有发展潜力的治疗方式，但前 2 种方法常常无法完整地切除肿瘤，而后一种方法则无法获得病理组织。内镜下黏膜切除术（endoscopic mucosal resection，EMR）可将局限于黏膜层的肿瘤病灶完整切除，达到类似于外科手术切除的效果，但由于大多数 GI-NEN 并非只局限于黏膜层，而是浸润到黏膜下层，因此 EMR 很难完整地切除肿瘤。ESD 是向黏膜下层注射液体以抬举病灶，然后切开表面黏膜，再利用高频电切技术对瘤体进行剥离。ESD 可以一次性完整地剥离肿瘤，即使是对浸润至黏膜下层的肿瘤也能达到组织学上的完整切除，因此它扩大了 EMR 的治疗适应证。ESD 整块切除率较高，能大大减少病灶残留及肿瘤复发的概率，从而达到根治性切除的效果。越来越多的研究都已经证明了 ESD 治疗 GI-NEN 具有良好的安全性和有效性，其病灶完整切除率多可接近 100%。

以下就不同部位的 NEN 作简要介绍。

（1）胃神经内分泌肿瘤（G-NEN）：胃是 NEN 较常见的发病部位。根据胃泌素的水平和胃酸的分泌情况可以将 G-NEN 分成三型：Ⅰ型最常见，占 70% ～ 80%，其血清胃泌素水平高，而胃酸缺乏，其病理分级属于 NEN G1 级；Ⅱ型比较少见，占 5% ～ 6%，其血清胃泌素水平明显升高，且胃酸高，伴有卓 - 艾综合征，其病理分级属于 NEN G1 级或 G2 级；Ⅲ型较常见，占 14% ～ 24%，其血清胃泌素和胃酸水平均正常，病理多属于 NEN G3 级。

因不同类型 G-NEN 的肿瘤特点（如大小、临床分型、病理分级）和生物学行为的差异，不同类型 G-NEN 的手术处理原则不同。Ⅰ型 G-NEN 与自身免疫性萎缩性胃炎相关，分化良好，复发多见，但转移较少见，预后较好。对于直径≤ 1cm 的Ⅰ型 G-NEN，有观点认为可长期随访（每 6 ～ 12 个月进行一次内镜检查）；而直径＞ 1cm 的Ⅰ型 G-NEN，可采取 ESD 或 EMR 等内镜手术进行切除。术前应行超声内镜检查以评估肿瘤的浸润深度以及区域淋巴结转移情况。若肿瘤浸润深度达到固有肌层，或区域淋巴结受累，或术后切除标本切缘阳性，应考虑采取局部切除术或者胃部分切除术。Ⅱ型 G-NEN 与胃泌素瘤相关，其治疗的关键是找到引起高胃泌素血症的胃泌素瘤的原发病灶并尽可能切除。Ⅲ型 G-NEN 恶性程度较Ⅰ型、Ⅱ型高，生物学行为接近胃腺癌，应行胃大部切除术或全胃切除术联合淋巴结清扫。

（2）十二指肠神经内分泌肿瘤（D-NEN）：D-NEN 较少见，超过 90% 的 D-NEN 位于十二指肠近段，其淋巴结转移发生率为 40% ～ 60%，而远处转移发生率低于 10%。大部分 D-NEN 是无功能的，仅约 10% 的患者表现为功能性激素分泌过度而引起的

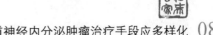

综合征，如卓－艾综合征和类癌综合征等。由于 D-NEN 很少发生远处转移，因此，大部分患者可根治性切除，其具体的手术方式依据肿瘤大小、部位的不同而有所差异。

对于直径＜1cm，且无淋巴结转移的非壶腹周围区域的 D-NEN，可进行内镜下切除；而位于壶腹周围区域的 D-NEN，由于其生物学行为不同于其他区域的 NEN，应采取外科局部切除联合淋巴结清扫。对于内镜下切除的 D-NEN，若切除标本切缘阳性，应追加外科手术切除。对于直径 1 ～ 2cm 的 D-NEN，采取何种治疗方式目前尚存在争议。对于肿瘤直径＞ 2cm 的 D-NEN，或直径＜ 2cm 但伴有淋巴结转移，应采取外科手术切除，包括肿瘤位于十二指肠上部的近段十二指肠切除术、肿瘤位于十二指肠升部的远端十二指肠切除术和肿瘤位于十二指肠降部、水平部的胰十二指肠切除术。

（3）空－回肠神经内分泌肿瘤：空－回肠 NEN：对于欧美人群，空肠和回肠是 NEN 最常见的发病部位之一，而对于亚洲人群，空肠和回肠则较少发生 NEN。空－回肠 NEN 一般分化良好，其病理分级多为 G1 级和 G2 级，即便这样，仍有高达 48% 的空－回肠 NEN 患者会发生远处转移。因此，对于空－回肠 NEN 患者，无论是单发还是多发，都应该首先考虑采取根治性手术以切除原发灶及受累淋巴结。对于术前无病理检查结果明确诊断，而术后病理诊断为 NEN 的患者，应追加肠系膜淋巴结清扫术。由于小肠 NEN 常常多发，故术中必须仔细探查全小肠。

（4）阑尾 NEN：NEN 是阑尾最常见的肿瘤类型（占 30% ～ 80%）。阑尾 NEN 多在阑尾炎切除阑尾后被发现。阑尾 NEN 的预后较好，早期阑尾 NEN 术后 5 年生存率可达 95% 以上。

阑尾 NEN 治疗的核心问题是手术切除范围。是只切除阑尾还是将手术切除范围扩大到右半结肠，其决定因素包括肿瘤的大小、浸润深度和病理分级。对于直径＜ 1cm 的 NEN，可采取单纯阑尾切除术，只有在肿瘤侵犯至阑尾系膜＞ 3mm 或肿瘤位于阑尾根部等极少数情况下，才可将手术切除范围扩大至右半结肠。对于直径 1 ～ 2cm 的 NEN，若手术标本切缘阳性、已发生淋巴结转移、淋巴血管已受侵犯、肠系膜浸润深度超过 3mm 或肿瘤病理分级为 G2 级时，可以考虑右半结肠切除术。对于直径＞ 2cm 的阑尾 NEN，应行右半结肠切除术。

（5）结肠 NEN：结肠 NEN 较少见，且病理分级以 G3 级多见。局限性结肠 NEN 的手术方式和局限性结肠腺癌的手术方式相似。若肿瘤直径＜ 2cm 且浸润深度未超过固有肌层，虽然这种情况极为少见，但可采取内镜下切除术。多数情况下，结肠 NEN 被发现时肿瘤直径多＞ 2cm，浸润深度常超过固有肌层。因此，外科手术切除联合淋巴结清扫是比内镜下切除术更常用的手术方式。另外，内镜下未完整切除肿瘤时，也应追加外科根治性手术。

（6）直肠 NEN：直肠 NEN 的发病率较高，且肿瘤直径常常较小，病理分级多为 G1 级和 G2 级。直径＜ 1cm 的直肠 NET 发生转移的概率＜ 3%，且病理分级多为 G1 级或者 G2 级，对于这类患者，若肿瘤未浸润至固有肌层，可行内镜下切除术；反之，则需行外科局部切除术。直径＞ 2cm 的直肠 NEN 发生远处转移的概率高达 60% ～ 80%。因此，应行 CT 或 MRI 等影像学检查明确有无远处转移。若没有发现远处转移，则可行外科手术切除肿瘤，手术方式包括骶前切除术和全直肠系膜切除术。对于直径 1 ～ 2cm 的直肠 NEN，同样应先行 CT 或 MRI 检查排除远处转移，若肿瘤未浸润至固有肌层，且病理分级为 G1 级或 G2 级时，可采取内镜下切除或经肛门局部切除肿瘤。肿瘤直径＞ 2cm 者远处转移率高，亦应先完善 CT 或 MRI 等影像学检查明确远处转移情况，如无则可行外科手术切除肿瘤，手术方式包括骶前切除术和全直肠系膜切除术。

除完整切除外，局限期 GI-NEN 可使用生长抑素类似物、质子泵抑制剂等药物来控制症状。

（曾启山　整理）

31. 转移性胃肠道神经内分泌肿瘤的治疗目标已从症状控制升级为肿瘤控制

尽管多数 GI-NEN 生长相对缓慢，但是，不少患者（40% ～ 50%）在确诊时已发生远处转移，其中，以肝脏转移最为常见，其次为骨转移。类癌危象是过去患者死亡的主要原因。自从生长抑素类似物（SSA）应用于临床后，已很少发生类癌危象。现阶段，患者死亡一般是由于肿瘤转移导致器官衰竭。因此，转移性 GI-NEN 的治疗目标已从症状控制转变为肿瘤控制。转移性 GI-NEN 的治疗方式包括手术治疗、内科治疗（化学治疗、靶向治疗和生物治疗）、放射介入及核素治疗。

（1）手术治疗：对于转移性 GI-NEN，是否采取手术治疗以及采取何种手术方式，主要根据包括肿瘤病理分级、是否存在肝外转移、肿瘤的功能状态以及肿瘤原发灶及转移灶切除性等方面进行考虑。对于仅伴有肝转移的 G1/G2 级 GI-NEN，不少研究表明，对原发灶及肝转移灶进行根治性切除能为患者带来生存获益。因此，对于这部分患者，任何时候都应该考虑根治性切除的可能性。对于存在肝外转移或者 G3 级肝转移者，指南并不建议积极手术治疗，但是，由于功能性 NEN 能分泌过多激素引起相应的症状或者综合征，因此减瘤手术十分重要，包括原发灶及肝转移灶减瘤手术、肝转移灶射频消融术或者肝动脉栓塞术。另外，对于仅有肝转移的 G1 级或 G2 级患者，肝移植也是可以选择的治疗方法。

（2）内科治疗

1）化学治疗：类似于胃肠道其他类型肿瘤，化学治疗同样可应用于 GI-NEN，主要为转移性 GI-NEN。指南推荐化疗主要使用于 NEN G2 级（Ki67 > 15%）、肿瘤具有较高侵袭性或者生长抑志受体（SSTR）表达阴性者。总体而言，GI-NEN 对化疗的敏感度不高，尤其是高分化的肿瘤，由于其有丝分裂率较低，而抗凋亡蛋白 B 淋巴细胞瘤 -2（Bcl-2）和耐药基因高表达，所以化疗的有效率通常低于 30%。相反，对于快速进展、有丝分裂率较高的低分化 GI-NEN 而言，化疗效果通常较好。对于初诊患者，往往不能有效判断疾病的进展速度、有丝分裂水平，所以对于无症状的此类患者，一般需要 3 ～ 6 个月来检测其进展速度和有丝分裂水平，再决定是否化疗，从而避免过度治疗。主要化疗药物有卡培他滨（希罗达）、5- 氟尿嘧啶（5-FU）、达卡巴嗪、替莫唑胺、链脲霉素等。化疗方案包括：①链脲霉素＋ 5-FU（有效率 30%）；②链脲霉素＋阿霉素（有效率 30%）；③替莫唑胺＋卡培他滨（有效率 35% ～ 40%）。化疗疗效的评判不能仅仅依据以往实体肿瘤的标准，GI-NEN 有可能出现症状的缓解、激素分泌下降而不出现肿瘤体积的缩小；此外，还应权衡疗效和不良反应，以选择合适的治疗方案。

2）靶向治疗：随着对 GI-NEN 发生、发展及生物学行为的深入研究，靶向药物也被应于临床治疗。目前对于 GI-NEN 的靶向治疗主要集中在血管生成抑制剂、哺乳动物雷帕霉素（mTOR）抑制剂和生长抑素（SSA）。血管生成抑制剂可以抑制血管内皮生长因子，从而抑制肿瘤血管的生成。目前应用广泛的酪氨酸激酶抑制剂类，如舒尼替尼、帕唑帕尼、索拉菲尼，已被证实可以延长胰腺 NEN 患者无进展生存期。由于磷脂酰肌醇 3 激酶 – 丝氨酸苏氨酸蛋白激酶 – 哺乳动物雷帕霉素靶蛋白（PI3K-Akt-mTOR）信号通路在肿瘤的增殖、代谢、侵袭等方面发挥着重要作用，所以针对此信号通路的靶向药物也被用于 GI-NEN 的治疗中。依维莫司是目前临床研究最多的 mTOR 抑制物，针对依维莫司与安慰剂治疗进展期胰腺 NEN 的临床试验显示，依维莫司能显著延长患者的疾病无进展生存期。上述两个靶向治疗药物的最初适应证均为晚期 G1/G2 级胰腺 NEN。近年，依维莫司对于晚期肠道 NEN 的抗增殖作用也得到高级别证据支持。因此，指南推荐依维莫司可以作为晚期肠道 NEN 的二线治疗药物，适用于 SSA 类药物或者核素治疗后进展的肠道 NEN。

　　3）生物治疗：用于 GI-NEN 的生物治疗药物包括 SSA 和干扰素 α-2b。SSA 最初用于治疗功能型 GI-NEN，是治疗功能型 GI-NEN 的一线药物。生长抑素受体在 NEN 中高度表达，通过与生长抑素受体 2、生长抑素受体 5 结合以控制类癌综合征。最新研究显示 SSA 还有抗肿瘤增殖作用，其抗肿瘤增殖作用可能与调控酪氨酸磷酸化及 MAPK 活性相关。因此，SSA 也被用于非功能型转移性 GI-NEN 的治疗，但主要适用于分化良好的中肠 NEN（十二指肠乳头至右半结肠），推荐用于 Ki67 指数在 10% 以下的患者。SSA 也可用于其他部位 NEN，如直肠，主要用于 SSTR 表达阳性的低级别 NEN。临床上最常用的 SSA 为奥曲肽和兰瑞肽，特别是长效制剂的广泛应用，大大提高了患者的生命质量。美国医疗保险监督、流行病学和最终结果（SEER）数据库数据分析提示奥曲肽能显著提高患者的总生存期。干扰素可以通过阻断细胞周期、诱导 Bcl-2、抑制生长因子受体表达、募集免疫细胞、抗血管生成等途径抑制肿瘤细胞的生长。目前干扰素为功能性 GI-NEN 的二线治疗药物，主要适用于 SSA 难治性的类癌综合征等。

4）核素治疗：肽受体放射性核素治疗（PPRT）是用于晚期 NEN 治疗的有效手段，其利用放射性核素（如 ^{90}Y 及 ^{177}Lu）。标记的生长抑素类似物，杀伤表达 SSTR 的肿瘤细胞，一般用于一线药物治疗失败的晚期 NEN 患者。目前指南推荐核素治疗可用于晚期 G1/G2 级肠道 NEN 患者，可作为 SSA 或依维莫司治疗失败的二线治疗方案。

（曾启山　整理）

32. 局部介入是神经内分泌肿瘤重要的治疗手段之一

NEN 约 70% 发生在胃肠道，有很大的倾向可转移到肝脏，它们也能产生激素，当从肝脏释放时，会导致激素综合征，从而降低患者生活质量，绝大多数患者将死于肝功能衰竭。GI-NEN 是否存在肝转移与患者预后密切相关，一旦发生肝转移，其 5 年生存率为 13%～54%，而无肝转移的患者 5 年生存率相对较高，占 75%～99%。对于 GI-NEN 肝转移的治疗策略较多，包括局部及系统治疗，生物制剂、细胞毒性药物以及靶向治疗等。外科手术是唯一可能使其治愈的手段，局部治疗方法主要包括结合介入手段的动脉栓塞、射频消融，以及选择性放射治疗等局部治疗手段。对于病变不可切除的肝转移患者，选择及时有效的姑息治疗手段对提高患者的生活质量以及延长生存时间尤为关键。在临床的诊疗过程中，常采用局部治疗与全身治疗相结合的方法，可以更为有效地改善患者的预后，但相关临床研究报道较少。

对于无法切除的肝脏转移灶，血管介入手段是一种常见的治疗手段，包括肝动脉栓塞（化学栓塞，其中栓塞材料也含有化疗药物，以及通过动脉途径将放射性同位素送入肿瘤的选择性动脉局部放疗）等。一般来说，血管介入手段更适合那些没有手术机会的转移瘤患者。该治疗手段可以改善激素综合征患者的症状并改善生活质量。经肝动脉的栓塞及化疗能够使 53% ～ 100% 的患者症状缓解，影像学缩小的有效率分别为 35% ～ 74%，肿瘤无进展时间为 18 个月，5 年生存率为 40% ～ 83%。栓塞治疗后相关并发症（如栓塞术后综合征）为 28% ～ 90%。对于较小的病变，栓塞治疗比经血管局部化疗效果更好。^{90}Y-DOTA-lanreotide 对于生长抑素受体阳性的较大肝脏转移瘤治疗有效。多中心研究显示，22.7% 的患者影像学显示病变稳定，60.5% 患者放疗部分有效，完全有效的患者占 27%，患者的中位生存时间为 70 个月，但是 4% ～ 9% 的患者出现了肿瘤进展。小于 10% 的患者出现疲劳、恶心症状。关于选择性血管放疗远期疗效的随访中，对治疗有效的、病情稳定的患者，1 年、2 年、3 年的生存率分别为 72.5%、62.5%、45.0%。据多中心前瞻性研究显示，局部放疗与经肝动脉化疗在治疗 6 个月时其安全性与对治疗的反应类似，而在 1 年左右，局部放疗疗效较经肝动脉化疗疗效差。局部放疗的费用较为昂贵，同时存在放射性胃炎、十二指肠溃疡、肝纤维化等放疗并发症，其远期疗效还需进一步评价。

射频消融是另一种用于治疗肝脏神经内分泌转移瘤的技术，已广泛用于肝脏转移性 GI-NEN 的治疗或外科术后的辅助治疗，其方法包括射频消融、微波消融、激光消融以及冷冻疗法，但它有局限性，病变不能靠近主要的肝静脉和门静脉。这些方法能够通过经皮、开腹手术、腹腔镜等路径实施，射频消融的平均住院天数为 1.1 天，95% 的患者治疗后有一定程度的主观症状缓解，70% ～ 80% 患者有显著症状缓解，65% ～ 75% 的患者显示肿瘤标志物有所减少，并发症包括出血、伤口感染、肺炎、尿路感染和肝脓肿。相对于射频消融而言，文献报道微波消融疗效更为确切，同时微波消融术需要的操作时间更短，使肿瘤内部达到较高的温度。激光消融术需要在 MRI 引导下实施，这样能够在手术过程中连续监测术中情况，但微波消融术及激光消融术相关经验较少，而冷冻疗法较射频消融、微波消融、激光消融的相关手术并发症更高，目前冷冻疗法应用较少。尽管有文献报道，射频消融被用于治疗大小超过 10cm 的肝脏转移瘤，但射频消融主要适合于数量较少（不超过 3 ～ 4 个）的肝脏转移瘤。尽管射频消融对肿瘤没有完全切除，但其手术费用较为低廉且具有一定的安全性，因此这对无法切除的肝脏转移瘤是一种明确的介入治疗手段，必要时建议行射频消融治疗联合手术切除。但射频消融治疗的相关适应证及有效性目前文献报道较为缺乏，需要更多的临床研究提供相关证据。

综上所述，存在肝脏转移的 GI-NEN 局部治疗以介入治疗为主，迄今所见的多是小样本的回顾性研究报道，同时射频消融术是重要的外科术后辅助治疗手段，可能对局部肿瘤的治疗起一定的作用，但目前没有确切的治疗时机及相应的适应证，同时缺乏随机对照临床试验研究。

典型病例
十二指肠乳头神经内分泌肿瘤

患者女性，67 岁，因上腹部不适 3 个月行胃镜检查发现十二指肠乳头包块，包块表面光滑，未见溃疡（图 48），十二指肠镜检查发现病变未累及乳头开口。超声内镜显示病变呈低回声，回声均匀，病变位于腔内，来源于固有肌层，断面大小约 1.5cm×2.0cm（图 49）。在十二指肠镜下以针状刀进行肿瘤切除术（图 50）。手术顺利，术后患者恢复平稳，术后复查创面愈合良好，未出现乳头狭窄（图 51、图 52）。

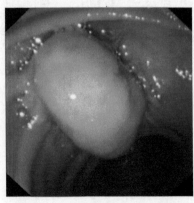
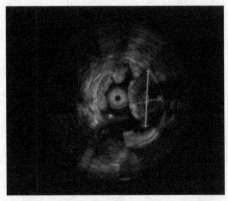

图 48 十二指肠乳头 NEN 内镜下表现　　图 49 十二指肠乳头 NEN 超声内镜下表现

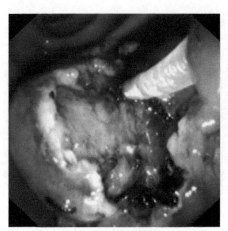 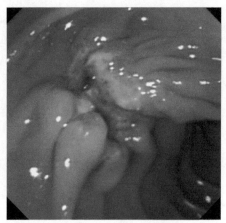

图 50　内镜下剥离术中　　　　　　　图 51　术后一周创面

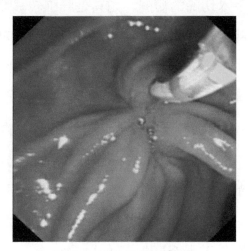

图 52　术后 1 个月内镜复查

（吴春成　整理）

33. 个体化选择各个类型神经内分泌肿瘤的治疗

（1）转移性 GI-NEN 控制症状的治疗：常见的 GI-NEN 主要包括胰岛素瘤、胃泌素瘤，以及其他功能性 GI-NEN。其中胰岛素瘤患者可以通过饮食调节、长效生长抑素控制生长抑素受体阳性患者的症状来治疗，但应严防低血糖的发生。对于胃泌素瘤患者，抑酸制剂，如组胺 H2 受体抑制剂、质子泵抑制剂能够控制胃酸过量分泌引起的相应症状。对于胰高糖素瘤、生长激素瘤及 VIP 瘤患者等其他功能性 NEN，生长抑素疗效确切，对个别效果不佳的患者，α 干扰素单药或与生长抑素联合治疗可用于控制症状。

（2）无法手术切除的局部晚期及转移性 NEN 的药物治疗：对于无法进行手术切除的病变，尤其是肝脏转移瘤，通常采用全身治疗结合局部治疗的多种治疗手段进行处理；对于恶性程度高的病变建议尽快进行全身化疗。而症状不明显的患者应积极定期的随访，根据具体情况采取相应的治疗措施。不管对于哪一类的病变，抗肿瘤增殖治疗最为关键，主要包括生物治疗、全身化疗、靶向治疗，以及肽受体放射性同位素治疗。

（3）生物治疗：对生物疗法来说，缺乏干扰素治疗的相关研究数据。对于 SSA，研究表明其疗效与肝脏转移程度有关。对于药物治疗，特别是对于 G1 和 G2 的肿瘤，由于 SSA 具备良好的疗效以及安全性，此类药物通常作为一线治疗药物。SSA 通过与肿瘤细胞表面上的受体结合，除了减轻相应的症状外，它们还能控制肿瘤的扩散，但有时也会对患者的健康有负面影响。一些临床随机试验为生长抑素治疗神经内分泌肝转移的有效性提供了一定证据。SSA，包括奥曲肽、奥曲肽微球及兰瑞肽等，对于相应

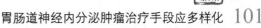

受体阳性的 G3 患者也可以考虑，但不作为常规推荐。研究显示该治疗手段与外科手术疗效类似，而相关专家建议根据患者病变分子生物学特征制定个体化治疗方案。

（4）全身化疗：具体治疗手段应根据病变分级及增殖程度而定，来源于胰腺的高级别病变更适合采用化疗这种方法，而靶向治疗及生物治疗适合于低级别病变。对于化疗的患者，肝转移的程度与患者预后及无进展生存直接相关，潜在的问题包括累积的肾脏毒性或骨髓抑制和系统性不良事件等。链脲霉素联合 5-FU 和（或）表柔比星治疗 G1/G2 NEN 的证据较多。由于替莫唑胺其临床疗效确切，相关研究推荐其单药或者联合化疗以及靶向药物治疗转移性 NEN。依托泊苷联合铂类是治疗 NEN 的首选方案。

（5）靶向治疗：靶向治疗（舒尼替尼和依维莫司）已被批准用于先进的 G1 ~ G2 胰腺 NEN。也有证据表明，靶向治疗对有肝转移的 NEN 有特定的作用。有关依维莫司的研究表明，其对胰腺 NEN 的研究（92% 为肝转移）有一定的无进展存活率（比安慰剂多 6 个月），这一效果是长期的（35% 的患者在 18 个月后逐渐处于一种稳定的状态），而肿瘤缓解率仍然很低（5%）。和安慰剂比较，关于舒尼替尼的研究表明（95% 的胰腺 NEN 都有包括肝转移在内的远处转移），明显的无进展生存期为 11 个月，而安慰剂组为 5 个月，但肿瘤的缓解率仍不到 10%。舒尼替尼是一种口服多靶向酪氨酸激酶抑制剂，其针对 VEGFRs、血小板衍生生长因子受体（PDGFRs）、干细胞因子受体、胶质细胞神经营养因子等具有抗增殖直接作用和抗血管生成作用。该药可用于无法切除的局部晚期或转移性 NEN。依维莫司是口服 mTOR 抑制剂，可用于无法切除的局部晚期或转移性 NEN。

（6）肽受体放射性同位素治疗：大多数 NEN 表达生长抑素受体。该方法从 1999 年开始广泛使用，与生长抑素治疗分子机制相似，但标记了 ^{90}Y 或 ^{177}Lu 后还可以进行局部放射治疗，具有良好耐受性的同时能够抑制 50% ～ 70% NEN 的生长。有文献报道该治疗方法可以使 75% 的患者病变相对稳定，疾病无进展生存期（17 ～ 40 个月）和总生存期（22 ～ 46 个月）比其他治疗方法好。在单中心的临床 2 期研究中，1109 例患者病变形态反应明显的占 34.1%，有生物学反应的占 15.5%，29.7% 的患者无临床反应。

（刘 伟 整理）

其他常见消化道上皮下肿瘤的处理意见

34. 消化道脂肪瘤的处理意见

消化道脂肪瘤是一种良性肿瘤，主要由脂肪组织组成，其病因不明，可能在内环境改变、慢性炎症刺激、全身脂肪代谢异常等因素刺激下，使正常脂肪细胞与周围组织细胞发生异常增生，导致脂肪沉积而形成。一般情况下，位于消化道内的脂肪瘤主要由分化成熟的脂肪细胞组成，脂肪细胞的排列比较紧密，脂肪细胞被纤维性小梁分隔成大小不等的小叶（图53）。脂肪瘤瘤体切面一般呈淡黄色、质软、半透明（图54），有时在瘤体内可见液腔形成，其成因是脂肪细胞液化。该病临床上较少见，大多数向消化道腔内突出，形成广基、亚蒂或有蒂的圆形肿块，表面光滑，有完整包膜，触之柔软，有时表面呈淡黄色，少部分肿瘤表面的黏膜可有糜烂或溃疡形成。消化道脂肪瘤绝大多数为单发，大多数消化道脂肪瘤无临床表现，在行常规胃肠镜检查时发现

（图 55），只有在瘤体较大或伴有出血时，临床上可表现为腹胀或消化道出血。消化道脂肪瘤的常用检查方法是胃肠镜检查，较大的脂肪瘤可以通过 CT 和 MRI 检查发现。超声内镜可以在镜下观察脂肪瘤的形态及大小。脂肪瘤在超声内镜下呈特异性的密集高回声团块，内部回声均匀，边界清晰，但无明显包膜，通常来源于第三层，瘤体下方第四、第五层结构因脂肪瘤所造成的超声波衰减而显示不清（图 56）。超声内镜对胃肠道脂肪瘤诊断的敏感性及特异性均较高。因消化道脂肪瘤生长缓慢，极少恶变，大多数病变只需要临床观察随访，只有在病变体积较大时，或出现临床症状时才需要治疗。其治疗方法是根据病变的部位、大小及操作难度采取内镜下切除或手术治疗。

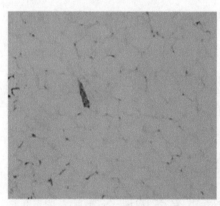

图 53　HE×200 病理检查显示由分化成熟的脂肪细胞组成，脂肪细胞的排列比较紧密，诊断为良性脂肪瘤

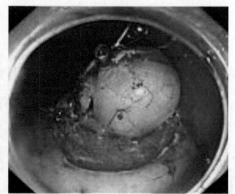

图 54　内镜剥离过程中显示瘤体呈淡黄色，质软

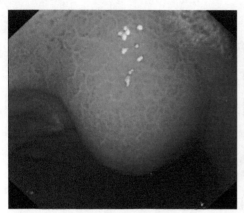 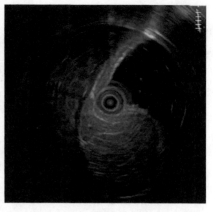

图 55 胃镜检查发现胃体小弯侧隆起性病变，触之质软

图 56 脂肪瘤超声内镜下呈特异性的密集高回声团块，内部回声均匀，边界清晰，但无明显包膜，通常来源于第三层

（吴春成 整理）

35. 消化道神经源性肿瘤的处理意见

消化道神经源性肿瘤在临床上少见，主要包括神经鞘瘤及神经纤维瘤。神经纤维瘤是一种良性肿瘤，主要由神经鞘细胞及成纤维细胞两种成分组成。神经纤维瘤呈结节状，界限不清，质地较韧而有弹性，少数神经纤维瘤为多发性，临床诊断为神经纤维瘤病，体格检查时，在体表可扪及有多处皮下肿块。神经鞘瘤（neurilemmoma）又称神经膜纤维瘤（Schwann cell tumor）或神经鞘瘤（Schwannoma），是由神经鞘细胞所形成的一种良性肿瘤。肿瘤大多数情况下呈球形或梭形，包膜完整，表面光滑，剖开瘤体后切面为灰白色或黄棕色，半透明，质地均匀（图 57）；

镜下可见神经鞘细胞呈束条状，部分肿瘤的神经鞘细胞呈疏散排列（图58），有时可见分叶或者漩涡状结构，病变较大者易发生瘤体内出血、坏死或者囊性变。免疫组化检查显示 S-100 蛋白、髓鞘碱基蛋白和波状纤维蛋白染色检查结果阳性（图58）。消化道神经源性肿瘤大多数为单发，位于黏膜下层，有时可见于黏膜层或浆膜层。

消化道神经源性肿瘤临床上比较罕见，肿瘤的性质绝大多数为良性，极少数病例呈恶性。大多数神经源性肿瘤生长缓慢，无临床症状，一般由体检发现（图59），根据肿瘤的部位、生长速度和大小，可以出现胸痛，大的肿瘤可致呼吸道症状、食管压迫症状或胃肠道梗阻症状。该类肿瘤术前较难进行准确诊断，一般依靠术后病理学检查（免疫组化及电镜等方法）才能确诊。消化道神经源性肿瘤在超声内镜下表现为低回声包块（图60），多数肿瘤内部回声均匀，一般起源于黏膜下层，无完整包膜，边界通常比较清楚，形状通常为圆形、椭圆形或不规则形。由于缺乏特征性表现，影像学检查极易误诊为间质瘤或平滑肌瘤等（图61），必要时可以通过超声内镜引导下穿刺活检明确诊断。病变较小时，可以考虑随访观察；病变有长大趋势，出现临床症状或怀疑恶变时考虑治疗。其治疗方法根据病变的大小、形态、部位、肿瘤的生长速度及患者的症状等，选择内镜下治疗或手术治疗。该病预后较好，据国内外文献报道，随访病例中尚无复发病例。

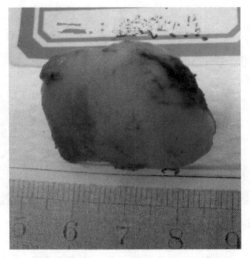

图 57　神经鞘瘤内镜下切除术后标本呈淡黄色，质硬

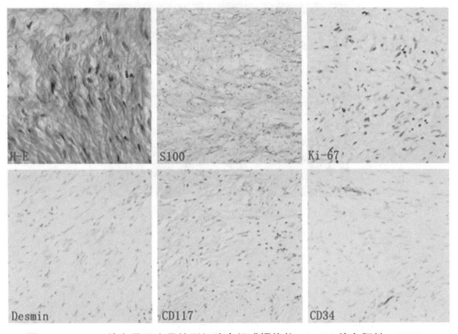

图 58　HE×400 染色显示大量梭形细胞交织成螺旋状；S-100 染色阳性，Ki67、
Desmin、 CD117、CD34 染色阴性，病理检查支持神经鞘瘤的诊断

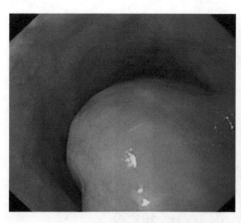

图59   内镜下神经鞘瘤表现为隆起性病变，表面光滑

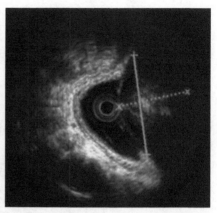

图60   因病变较大，小探头超声内镜未能显示病变全貌，病变呈低回声，考虑病变来源于固有肌层可能

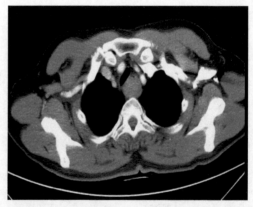

图61   胸部增强 CT 显示食管上段实性占位病变，与食管分界不清

（吴春成   整理）

36. 消化道纤维瘤的处理意见

消化道纤维瘤是一种来源于纤维结缔组织的良性肿瘤，临床

上非常少见。因肿瘤内含不同成分而将纤维瘤分成不同的种类，如纤维血管性息肉、黏液纤维瘤等。该肿瘤有包膜，质地硬，呈膨胀性生长，生长缓慢，可以向消化道的腔内或腔外突出，当瘤体较大时，表面黏膜可发生糜烂、溃疡及出血等（图62）。

消化道纤维瘤一般没有特殊临床症状，只有瘤体较大时可出现压迫或梗阻表现。该肿瘤在胃镜、肠镜、超声内镜及影像学检查常常诊断为平滑肌瘤或间质瘤。该肿瘤在超声内镜下显示来源于黏膜下层或者固有肌层，与平滑肌瘤和间质瘤相比，纤维瘤回声相对较高（图63）。该病的诊断主要依靠术后病理学结果（图64）。消化道纤维瘤大多数生长缓慢，对病变较小，无临床症状的病例可定期内镜复查随访；对病变较大，出现临床症状时，根据病变的大小和生长方式，行内镜下切除（图65、图66）或手术切除。

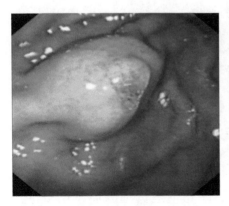

图62　胃体中段大弯侧可见一约1.5cm×2.0cm黏膜隆起，顶端可见糜烂

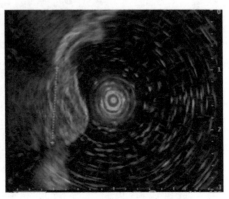

图63　超声内镜显示病变呈中等回声，内部回声不均匀，病变来源于黏膜下层，与固有肌层分界清晰

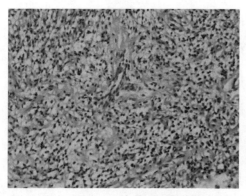

图 64　HE×200 显示大量纤维成分

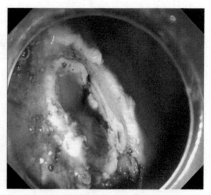

图 65　内镜下切除后创面

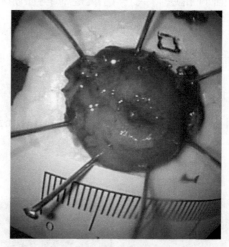

图 66　纤维瘤内镜切除标本

（吴春成　整理）

37. 消化道血管瘤的处理意见

血管瘤本质上是一种血管畸形，并不是真性肿瘤（图 67）。按组织结构分为毛细血管瘤、海绵状血管瘤、混合型血管瘤、静脉血管瘤、血管球瘤。血管瘤在内镜下常常表现为局部黏膜呈结节样隆起，表面光滑，呈紫蓝色或暗红色，质地软，压之易变形（图 68）。超声内镜检查发现病变常起源于黏膜下层，为均匀的中等回声或无回声，内部可有分隔，边界清晰，周围消化道壁层次结构正常（图 69），可用彩色多普勒与囊肿鉴别。消化道血管瘤在临床上多无症状，有时因黏膜溃疡引起血管瘤破裂出血，少数可出现大出血。行胃镜检查时，该病为活检禁忌，有大出血可能。选择性腹腔动脉造影是诊断胃肠道血管瘤有效的方法之一，可以明确病变的数量及范围，以指导治疗方案的制定。对于病变较小，无出血倾向者，可以考虑随访观察；对于病变较大或有出血史者，可以通过内镜下激光、微波、结扎、硬化剂或内镜下切除治疗（图 70、图 71），也可以通过血管介入注射血管加压素或栓塞治疗，但是该方法对设备和技术要求较高。如果病变较大，或者反复出血的病例，必要时可以进行手术治疗。

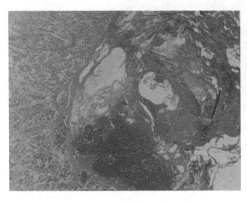

图 67　HE×200 显示大量血管形成，考虑血管瘤

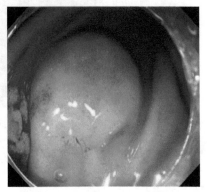

图 68　内镜所见胃体上部大弯侧 1 个半球状黏膜下隆起；大小约 2.0cm×2.0cm；表面见散在斑状发红，触之质软

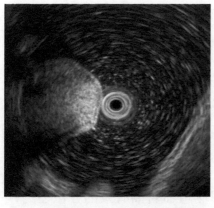 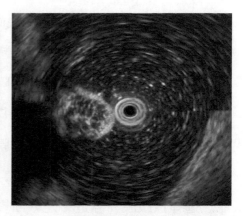

图 69　超声内镜所见胃体上部大弯侧黏膜下隆起呈中等回声，向腔内突出。边界清晰，内部回声不均匀，起源于黏膜下层

图 70　超声内镜下显示部分层面似蜂窝状，低回声表现

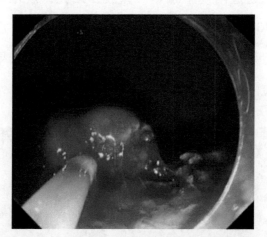

图 71　内镜下切除术中发现病变血供丰富

　　蓝色橡皮疱痣综合征（blue rubber bleb nevus syndrome，BRBNS）是一种非常罕见的毛细血管状或海绵状血管瘤（图72），通常同时出现在皮肤表面和胃肠道。该病最早由 Bean 报道，也叫作 Bean 综合征。该病属于常染色体显性遗传性疾病。

患者一般在婴儿期或儿童期在体表出现散在蓝色结节，此结节即为皮肤血管瘤（图73）。体表结节可随年龄增长有所长大，随着病情的逐渐加重，患者可有不同程度的呕血、黑便或血便，行胃肠镜检查时即可发现胃肠道内的血管瘤样病变，胃肠道内病变大小可从数毫米到数厘米不等（图74、图75）。该病除了可出现在皮肤和胃肠道外，还可以出现在身体其他器官中，如颅内、肾脏、肺脏等，可以通过增强CT或MRI检查确诊。胃肠道内的病变一般来源于黏膜下层，胃肠镜是发现该病最主要的方法，对于小肠的病变可以通过胶囊内镜检查明确。胃肠道内的病变，可以根据病变的大小采用氩气刀凝固治疗、激光凝固治疗、硬化剂注射治疗或圈套器切除（图76、图77），内镜治疗能够有效降低消化道出血的发生。文献报道中，有些药物能够减少血管细胞的生长和增殖，使病情稳定，减少消化道出血的发生，可以考虑尝试的药物有糖皮质激素、干扰素α、长春新碱或奥曲肽。

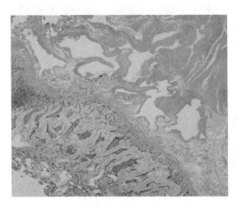

图72　HE×200　显示海绵状血管瘤

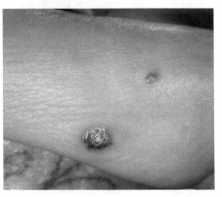

图73　患者足底可见血管瘤样病变

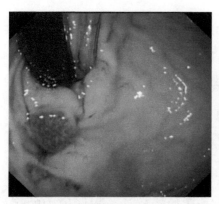 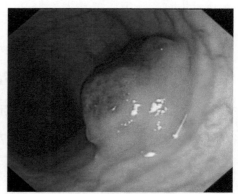

图 74 胃镜检查发现胃腔内数个血管　　　图 75 肠镜检查发现结肠数个血管瘤样病
　　　　瘤样病变，最大约 1.0cm　　　　　　　　　变，最大约 2.0cm

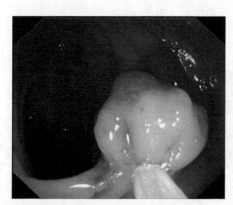 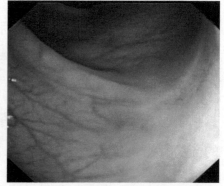

图 76 内镜下以圈套器切除病变　　　　图 77 术后半年复查，未发现血管瘤复发

（吴春成　整理）

38. 消化道颗粒细胞瘤的处理意见

颗粒细胞瘤一般认为是一种良性病变，临床上较少见，有个别恶性颗粒细胞瘤的报道。消化道颗粒细胞瘤主要以食管为主，其次是大肠和胃。内镜下表现为表面略呈黄色或黄白色小结节，

常为单发，质硬。病理检查时可见肿瘤细胞呈圆形或多角形，呈巢状排列，细胞胞质丰富，胞质内含有嗜酸性颗粒。该肿瘤生长较慢，直径通常＜2cm。消化道颗粒细胞瘤通常无特殊临床症状，大多数在行常规胃肠镜检查发现，内镜下较难做出准确诊断。颗粒细胞瘤在超声内镜下表现为均匀低回声肿物，常来源于黏膜层及黏膜下层，很难与其他黏膜下肿瘤相鉴别。对于病变较小者，可以临床观察随访，必要时可以行内镜下切除。

（吴春成　整理）

39. 消化道淋巴管瘤的处理意见

淋巴管瘤由淋巴管增生和扩张而形成，它是淋巴管的畸形而非肿瘤，主要由内皮细胞排列的管腔构成，内部充满乳白色淋巴液（图78）。淋巴管瘤主要包括单纯性淋巴管瘤、囊状淋巴管瘤和海绵状淋巴管瘤。消化道淋巴管瘤通常无临床症状，病变较大时可出现消化道梗阻症状。该病通常在胃肠镜检查时发现，一般呈圆形或不规则形隆起，表面可见凹陷，部分表面黏膜呈白色或淡黄色，质软，有囊性感（图79）。超声内镜下显示病变来源于黏膜下层，可表现为独特的蜂窝样分隔结构，有时呈较大的囊性改变，病变的边界清晰（图80）。对于较小的淋巴管瘤，可以临床观察；对于有症状的病例，可以考虑内镜下切除（图81）或手术治疗。

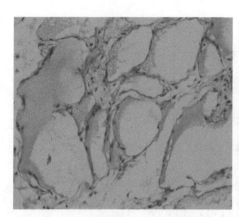

图78 HE×400 显示扩张淋巴管

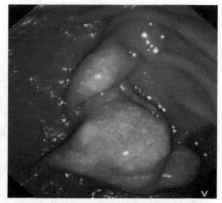

图79 十二指肠镜下见十二指肠乳头下缘可见一约 2.0cm×3.0cm 条状隆起病变，表面光滑，可见白色点状物

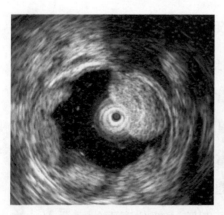

图80 超声内镜显示病变呈中等偏高回声，内部似可见条状结构，来源于黏膜下层，固有肌层完整

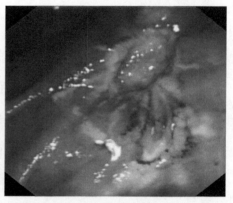

图81 行内镜下圈套器切除过程中，可见乳白色液体排出

（吴春成 整理）

40. 消化道淋巴瘤的处理意见

消化道淋巴瘤可以原发于胃肠道的淋巴滤泡，也可以继发于

其他部位淋巴瘤。常见的临床表现为腹部隐痛不适，腹部可扪及包块、营养不良和消化道不全性梗阻。内镜下表现为病变处黏膜肿胀隆起，表面凹凸不平，可以伴有糜烂和溃疡形成（图82），消化道淋巴瘤在超声内镜下表现为黏膜层、黏膜肌层及黏膜下层增厚，进展期淋巴瘤病变可以累及消化道壁全层，超声内镜下各层次结构不清，回声降低，病变可累及浆膜层（图83）。内镜下深取活检可以明确诊断。治疗上以化疗为主，对于局限性病变，有报道行内镜下剥离术治疗而取得较好的效果。

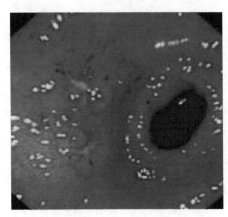

图82 胃镜下见胃窦前壁局部充血，呈结节样改变，内部可见糜烂及浅溃疡形成

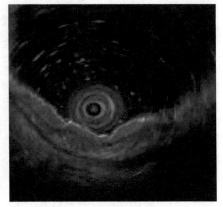

图83 超声内镜显示病变处黏膜层、黏膜肌层及黏膜下层增厚，层次尚清，固有肌层完整

典型病例

直肠黏膜相关淋巴组织淋巴瘤病例

患者男性，54岁，有数年溃疡性结肠炎病史，行肠镜复查时发现距肛门6cm处有约0.8cm息肉样隆起，表面糜烂（图

84）。超声内镜检查显示病变来源于黏膜层及黏膜肌层，黏膜下层及固有肌层完整（图85）。内镜下EMR切除后病理提示黏膜内有致密淋巴浆细胞样浸润（图86），免疫组化染色CD20（–），CD138（+），Kappa（+），Ki67阳性率约10%（图87～图90），诊断为黏膜相关淋巴组织型边缘区域淋巴瘤（WHO分类惰性），因患者检查未发现身体其他部位有类似病变，患者未做进一步治疗，随访数年，未见淋巴瘤复发。

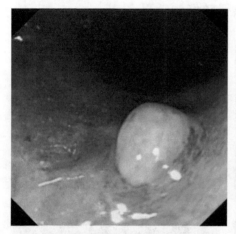

图84　肠镜显示距肛门6cm处有约0.8cm 息肉样隆起，表面糜烂

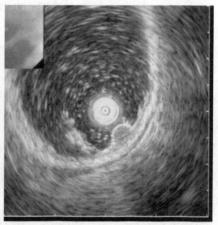

图85　超声内镜检查显示病变来源于黏膜层及黏膜肌层，黏膜下层及固有肌层完整

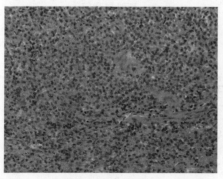

图86　HE×400示黏膜内有致密淋巴浆细胞样浸润

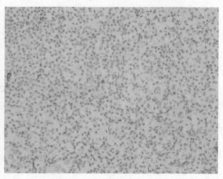

图87　免疫组化染色×200示CD20染色阴性

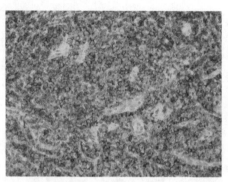

图 88　免疫组化染色 ×200 示 CD138 染色阳性

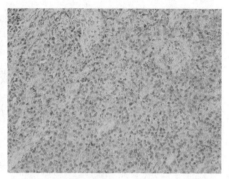

图 89　免疫组化染色 ×200 示 Kappa 染色阳性

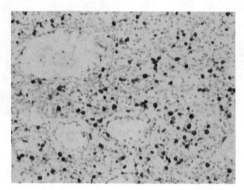

图 90　免疫组化染色 ×200 示 Ki67 阳性，约 10%

（吴春成　整理）

41. Brunner 腺腺瘤的处理意见

Brunner 腺腺瘤来源于十二指肠 Brunner 腺的增生，为增生的腺体（图 91），并非肿瘤性病变。Brunner 腺腺瘤常在十二指肠形成结节样或息肉样隆起，通常表面光滑，有时可见开口（图 92）。超声内镜下显示病变为中高回声，边界清晰，有时内部可见腺管样结构，来源于黏膜下层（图 93），与发生于十二指肠的异位胰腺不易鉴别。Brunner 腺腺瘤一般没有临床症状，病变生长缓慢，极少数病变增大后可出现腹胀、腹痛等表现，表面形成溃疡后可出现消化道出血症状。对于病变较小且无临床症状者可以随访观察；对于有临床症状或合并消化道出血的病例，可以考虑行内镜下切除（图94、图95）或手术切除。

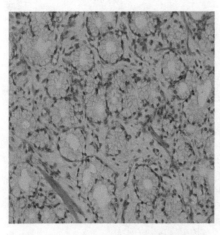

图91　HE×400 显示十二指肠腺增生腺体

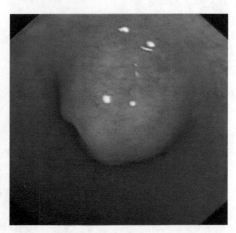

图92　内镜所见十二指肠球部小弯侧黏膜下隆起，呈半球状隆起，向腔内凸起；表面光滑，顶部可见开口样凹陷

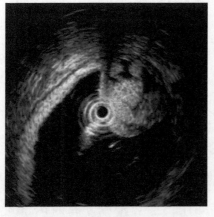

图93　超声内镜所见隆起处呈中等回声团块，呈椭圆形，内部散在无回声结构，边界清晰。横断面大小约1.2cm×1.2cm，起源于黏膜下层，固有肌层完整

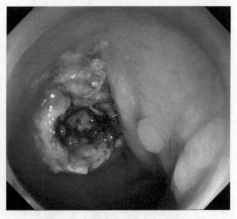

图94　内镜下切除术后创面

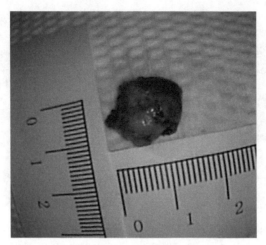

图 95　切除标本

（吴春成　整理）

42. 异位胰腺的处理意见

异位胰腺是残留在消化道壁内的异位正常胰腺组织，并不是真正的肿瘤。异位胰腺大多数出现在胃窦及十二指肠，一般位于黏膜下层，有时也可伸展至固有肌层甚至浆膜层，常为单发，直径 1 ~ 4cm，内镜下可见无蒂结节状隆起，中央有特征性的脐样凹陷，有时可见分泌导管的开口，表面黏膜光滑（图 96）。异位胰腺在超声内镜下表现为中等或偏高回声，一般情况下内部回声不均匀，有时可见腺管样结构，常起源于黏膜下层，部分病例基底与固有肌层分界不清，浆膜通常完整（图 97）。大多数病例无明显临床症状，可长期观察。部分病例可伴发溃疡及出血，可以考虑行内镜下切除或手术切除。

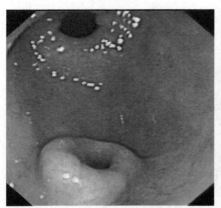

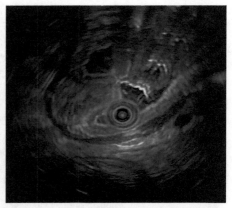

图96　内镜所见胃窦大弯侧一个黏膜下隆起，大小约1.2cm×1.5cm，表面光滑，无明显色泽改变，中央可见脐样凹陷

图97　超声内镜所见隆起病灶呈中等回声，向腔内突出，边界欠清，内部回声不均匀，可见管状结构，起源于黏膜下层，固有肌层完整

（吴春成　整理）

43. 食管结核的处理意见

食管结核是一种罕见的疾病，是由结核杆菌引起的慢性肉芽肿性炎症，常常继发于肺结核和淋巴结结核，称为继发性食管结核，有部分患者没有肺结核及淋巴结结核相关证据，称为原发型食管结核。通常由吞服了含有结核杆菌的食物而感染。食管结核早期可以没有临床症状，行胃镜检查时可以在食管上发现一隆起性病变，包块的表面光滑，常常会诊断为平滑肌瘤（图98）。食管造影检查可以发现充盈缺损影（图99）。超声内镜下表现为黏膜下层或固有肌层来源低回声包块，来源于黏膜下层者与固有肌层分界不清，病变无包膜，边界不清，内部回声均匀或不均匀（图100）。随着病变的进展，该包块破溃，表面形成溃疡（图

101)，此时患者可以出现胸部疼痛、吞咽不适或吞咽困难等临床表现，而结核中毒症状（如低热，盗汗，乏力，体重下降等）往往较少出现，胃镜检查常常诊断为食管溃疡或食管癌，放大胃镜检查时在溃疡的边缘不能看到肿瘤性血管改变。超声内镜检查发现溃疡处食管各层次分界不清，低回声病变累及固有肌层，回声可以不均匀（图 102），超声内镜下不易与进展期食管癌相鉴别。确诊的主要方式是内镜下活检，活检结果无肿瘤细胞，可以发现肉芽肿性炎症改变（图 103），部分病例可以查到抗酸染色阳性杆菌。临床诊断考虑食管结核，内镜活检不能明确者，可以考虑行超声内镜下穿刺活检，对穿刺活检标本涂片抗酸染色检查或进行结核杆菌 PCR 检查，有时可以明确诊断。常规抗结核治疗对食管结核有效，一般治疗时间为 1 年。通常治疗 1 ～ 2 个月后，患者吞咽不适等症状逐渐消失，复查胃镜时可以发现溃疡愈合，瘢痕形成（图 104）。

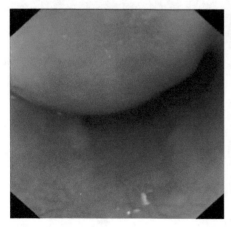

图98　胃镜检查显示食管上段一隆起性病变，包块的表面光滑

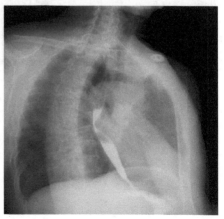

图99　食管造影检查可以发现充盈缺损影

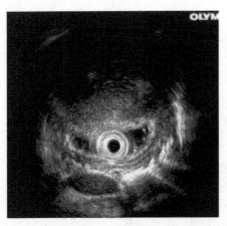

图100　超声内镜下表现为固有肌层来源
低回声包块，病变无包膜，边界不清，
内部回声均匀

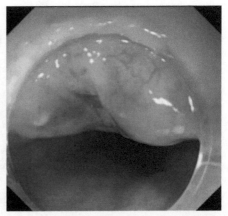

图101　胃镜显示包块表面溃疡形成

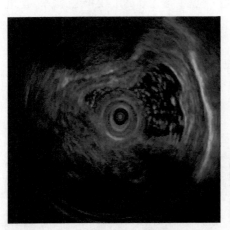

图102　超声内镜发现溃疡处食管各层次
分界不清，低回声病变累及固有肌层，回
声可以不均匀

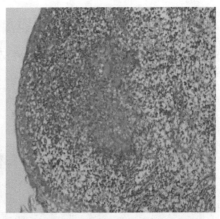

图103　HE×40 显示肉芽肿性炎，未见肿
瘤细胞

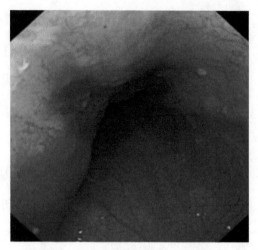

图104　抗结核2个月后复查胃镜显示溃疡愈合，瘢痕形成

（吴春成　整理）

44. 消化道上皮下肿瘤的个人观点总结

我的团队对上消化道SET进行了较为细致的长期随访研究。数据表明，上消化道SET发生变化（增大）的概率是很小的，增大概率在0.71% ～ 1.83%。

（1）食管上皮下肿瘤：2004年6月至2017年6月，共有278例患者的282个病变经过至少2年的密切随访，其中仅2个病变增大，增大者占0.71%。在这些病变中，随访时间为2年的病变有107例，随访时间为3 ～ 5年的病变有122例，随访时间为6 ～ 8年的病变有42例，随访时间为9 ～ 11年的病变有11例。

（2）胃上皮下肿瘤：2004年6月至2017年6月，共有411

例患者的 447 个病变经过至少 2 年的密切随访，其中仅 8 个病变长大，长大者占比 1.79%。在这些病变中，随访时间为 2 年的病变有 110 例，随访时间为 3 ～ 5 年的病变有 232 例，随访时间为 6 ～ 8 年的病变有 82 例，随访时间为 9 ～ 11 年的病变有 20 例，随访时间大于 12 年的病变有 3 例。

（3）十二指肠上皮下肿瘤：2004 年 6 月至 2017 年 6 月，共 105 例患者的 109 个病变经过至少 2 年的密切随访，其中仅有 2 个病变疑似增大，疑似增大者占 1.83%。在这些病变中，随访时间为 2 年的病变有 48 例，随访时间为 3 ～ 5 年的病变有 50 例，随访时间为 6 ～ 8 年的病变有 10 例，随访时间为 9 年的病变有 1 例。

由于胃肠镜检查越来越受到重视，随着接受胃肠镜检查人数的不断增多，SET 被发现和被检出的机会越来越多，发病率为 0.3% ～ 1.0%。绝大部分患者无特殊临床表现，常于体检、因其他疾病检查或术中偶然被发现。少部分患者 SET 由于瘤体较大（一般超过 3.0cm），可能因为表面溃疡糜烂出血而就诊被发现。

我们怎样看待这些隆起呢？是全歼还是区别对待？是随访还是有条件地切除？随访又该怎样进行随访？切除的方法该如何选择？针对这些问题，部分已经有了比较清晰的思路，但有些问题争议较大，仍待进一步研究。

目前，国内各个医院的内镜中心正在切除越来越多的 SET、越来越大的 SET，突破一个又一个山峰，就像一场热潮、一场运动。有些医院每年统计 ESD 数量时，竟然 70%～90% 以上均为切除 SET。与这些医师谈起为何要切这么多 SET 的时候，他们也一脸无奈："我们认为部分 SET 可切可不切，完全可以随访，但患者要求切啊，没办法!"的确，很多患者看到自己胃肠镜报告单上写有"黏膜下隆起"，特别是报告中提示"考虑间质瘤"时，患者就会比较紧张，会上网查找相关资料，治疗愿望非常迫切。临床遇到这种情况，真的只有切除这一种治疗途径吗? 答案应该是否定的，这需要给患者做更多的解释工作，花更多的时间。需要耐心地告知患者，小的 EST 是可以随访的，并不是所有的肿瘤都只有切除这一种治疗方法，医师会根据患者的实际病情给出合理的治疗方案，需要患者的配合，共同努力，治愈疾病。

在与患者的沟通中，医务工作者要有充分的准备和广博的专业知识，要给患者提供准确和真实的信息，切不可误导患者。"宁可错杀一千不可放过一个"这样的误导更是不该有。若是以锻炼 ESD 技术为目的的 SET 切除更是不可取，也是违反医务道德的。

ESD 在日本的最初出现不是因为切除 SET，而是针对黏膜病变的治疗方法之一。时至今日，日本专家仍然对多数中国医师热衷于切除 SET 而感到困惑不解，他们偏执地认为 ESD 技术是用来治疗早期癌而不是切除 SET 的。诚然，早期癌 ESD 与切除 SET 比较而言，当然早期癌的价值更大，至少早期癌的治疗迫切性更高，这是毋庸置疑的。如果你想做更多早期癌的 ESD 就得发现、诊断更多的早期癌，内镜早诊早治技术才会得到更有力的推广普及，从而让更多的患者受益。

如果国内 ESD 的应用在未来几年仍然是以切除 SET 为主，我不认为符合大多数患者的利益，这样做也不会对我国亟待大力开展的早期癌诊治工作有所裨益。所以，应该严格掌握适应证对 SET 进行治疗，把有限的精力放在更有价值和更有意义的发现早期癌、诊断早期癌和治疗早期癌这个大方向上来，这样才有利于促进我国消化内镜事业快速健康地发展。

中国共识推荐的 GIST 诊断流程图（图 105）

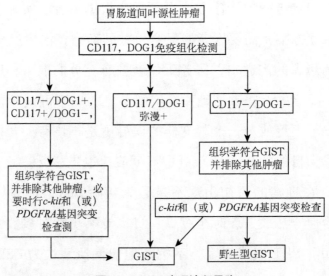

图 105　CIST 病理诊断思路

注：需结合肿瘤原发部位和组织形态学特征，在排除其他类型肿瘤（如平滑肌肿瘤、神经鞘瘤和纤维瘤等）后，可慎重做出野生型 GIST 的诊断。

出版者后记
Postscript

　　科学技术文献出版社自 1973 年成立即开始出版医学图书，40 余年来，医学图书的内容和出版形式都发生了很大变化，这些无一不与医学的发展和进步相关。《中国医学临床百家》从 2016 年策划至今，感谢 600 余位权威专家对每本书、每个细节的精雕细琢，现已出版作品近百种。2018 年，丛书全面展开学科总主编制，由各个学科权威专家指导本学科相关出版工作，我们以饱满的热情迎来了《中国医学临床百家》丛书各个分卷的诞生，也期待着《中国医学临床百家》丛书的出版工作更加科学与规范。

　　近几年，中国的临床医学有了很大的发展，在国际医学领域也开始崭露头角。以北京天坛医院牵头的 CHANCE 研究成果改写美国脑血管病二级预防指南为标志，中国一批临床专家的科研成果正在走向世界。但是，这些权威临床专家的科研成果多数首先发表在国外期刊上，之后才在国内期刊、会议中展现。如果出版专著，又为多人合著，专家个人的观点和成果精华被稀释。为改变这种零落的展现方式，作为科技部所属的唯一一家出版机构，我们有责任为中国的临床医生提供一个系统展示临床研究成果的舞台。为此，我们策划出版了这套高端医学专著——《中国医学临床百家》丛书。

"百家"既指临床各学科的权威专家，也取百家争鸣之义。

丛书中每一本书阐述一种疾病的最新研究成果及专家观点，按年度持续出版，强调医学知识的权威性和时效性，以期细致、连续、全面展示我国临床医学的发展历程。与其他医学专著相比，本丛书具有出版周期短、持续性强、主题突出、内容精练、阅读体验佳等特点。在图书出版的同时，同步通过万方数据库等互联网平台进入全国的医院，让各级临床医师和医学科研人员通过数据库检索到专家观点，并能迅速在临床实践中得以应用。

在与作者沟通过程中，他们对丛书出版的高度认可给了我们坚定的信心。北京协和医院邱贵兴院士说"这个项目是出版界的创新……项目持续开展下去，对促进中国临床学科的发展能起到很大作用"。中国人民解放军第二军医大学孙颖浩校长表示"我鼓励我国的泌尿外科医生把自己的创新成果和宝贵的经验传播给国内同行，我期待本丛书的出版"；北京大学第一医院霍勇教授认为"百家丛书很有意义"。我们感谢这么多临床专家积极参与本丛书的写作，他们在深夜里的奋笔，感动着我们，鼓舞着我们，这是对本丛书的巨大支持，也是对我们出版工作的肯定，我们由衷地感谢作者的支持与付出！

在传统媒体与新兴媒体相融合的今天，打造好这套在互联网时代出版与传播的高端医学专著，为临床科研成果的快速转化服务，为中国临床医学的创新及临床医师诊疗水平的提升服务，我们一直在努力！

科学技术文献出版社

2018 年春